Kohlhammer

## Die Herausgebenden

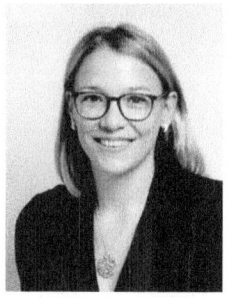

*Maria Brauchle*, Akademisch zertifizierte Expertin in der Intensivpflege am Landeskrankenhaus Feldkirch, langjährige Kriseninterventionsmitarbeiterin des Österreichischen Roten Kreuzes, Lehre in der Fachweiterbildung Intensiv- und Anästhesiepflege in Österreich und Deutschland, Schwerpunkte Innerklinische Krisenintervention und Kommunikation.

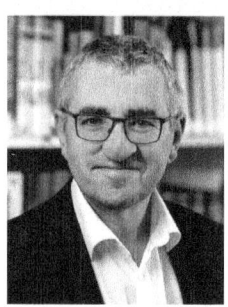

*Rolf Dubb*, B. Sc., M. A., Fachkrankenpfleger A+I, Intensive Care Practitioner und Fachbereichsleiter an der Akademie der Kreiskliniken Reutlingen GmbH.

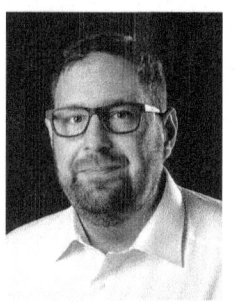

*Georg Johannes Roth*, B. A., MBA, Pflegepädagoge und Pflegeexperte für Intensivpflege. Langjährige Praxiserfahrung als Fachkrankenpfleger und Ausbilder in der Intensivpflege sowie in der präklinischen Krisenintervention (PSNV). Lehre und Forschung in den Themen Klinische Krisenintervention, Überbringen von Todesnachrichten sowie Stressbearbeitung nach belastenden Ereignissen. Beruflich tätig als Pflegepädagoge am Bildungszentrum Gesundheit und Soziales (BGS) in Chur/Schweiz. Diverse Lehraufträge an Hochschulen und Weiterbildungseinrichtungen (u. a. Ostschweizer Fachhochschule St. Gallen, RWU Hochschule Ravensburg-Weingarten).

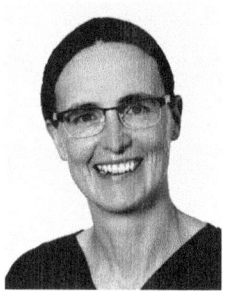

*Dr. med. Katharina Schmid*, Ärztliche Leitung DRK Landesschule Bildungseinrichtung Pfalzgrafenweiler.

Maria Brauchle/Rolf Dubb/
Georg Johannes Roth/
Katharina Schmid (Hrsg.)

# Angehörigenbegleitung und Krisenintervention in der Notaufnahme

Verlag W. Kohlhammer

Dieses Werk einschließlich aller seiner Teile ist urheberrechtlich geschützt. Jede Verwendung außerhalb der engen Grenzen des Urheberrechts ist ohne Zustimmung des Verlags unzulässig und strafbar. Das gilt insbesondere für Vervielfältigungen, Übersetzungen, Mikroverfilmungen und für die Einspeicherung und Verarbeitung in elektronischen Systemen.

Die Wiedergabe von Warenbezeichnungen, Handelsnamen und sonstigen Kennzeichen in diesem Buch berechtigt nicht zu der Annahme, dass diese von jedermann frei benutzt werden dürfen. Vielmehr kann es sich auch dann um eingetragene Warenzeichen oder sonstige geschützte Kennzeichen handeln, wenn sie nicht eigens als solche gekennzeichnet sind.

Es konnten nicht alle Rechtsinhaber von Abbildungen ermittelt werden. Sollte dem Verlag gegenüber der Nachweis der Rechtsinhaberschaft geführt werden, wird das branchenübliche Honorar nachträglich gezahlt.

Dieses Werk enthält Hinweise/Links zu externen Websites Dritter, auf deren Inhalt der Verlag keinen Einfluss hat und die der Haftung der jeweiligen Seitenanbieter oder -betreiber unterliegen. Zum Zeitpunkt der Verlinkung wurden die externen Websites auf mögliche Rechtsverstöße überprüft und dabei keine Rechtsverletzung festgestellt. Ohne konkrete Hinweise auf eine solche Rechtsverletzung ist eine permanente inhaltliche Kontrolle der verlinkten Seiten nicht zumutbar. Sollten jedoch Rechtsverletzungen bekannt werden, werden die betroffenen externen Links soweit möglich unverzüglich entfernt.

**Piktogramme**

 Empfehlung

 Merke

 Fallbeispiel

 Definition

1. Auflage 2022

Alle Rechte vorbehalten
© W. Kohlhammer GmbH, Stuttgart
Gesamtherstellung: W. Kohlhammer GmbH, Stuttgart

Print:
ISBN 978-3-17-039278-6

E-Book-Formate:
pdf:   ISBN 978-3-17-039279-3
epub: ISBN 978-3-17-039280-9

# Geleitwort

Kompetent und menschlich

Der US-Präsident Abraham Lincoln wird häufig mit den Worten zitiert:

> »Wenn ich acht Stunden Zeit hätte, um einen Baum zu fällen, würde ich sechs Stunden die Axt schleifen.«

Ob es tatsächlich erforderlich ist, drei Viertel seiner Zeit auf die Vorbereitung einer Aufgabe zu verwenden, sei dahingestellt, aber unsere Performance ist sicher besser, wenn wir uns gut darauf vorbereiten. Dies umfasst nicht nur unser medizinisches Know-how für die Arbeit am Patienten, sondern gilt in gleicher Art und Weise auch für die Vorbereitung auf ein Gespräch mit Patienten, Angehörigen oder Mitarbeitern.

Worte können leise und doch machtvoll sein. Dafür müssen sie jedoch nicht nur gehört, sondern auch im Sinne des Sprechers verstanden werden. Bei allem Stress, welchen die parallele Versorgung einer großen Zahl von Patienten in der Notfallaufnahme mit sich bringt, sollten wir vor einem Gespräch mit dem Patienten und den – verständlicherweise in ihrer Sorge oftmals ungeduldig wartenden – Angehörigen innehalten.

Was wir in den nächsten Minuten sagen, soll sachlich über die akute Erkrankung oder Verletzung informieren, die erforderlichen nächsten Maßnahmen klar beschreiben und einen empathischen Ausblick auf den möglichen Verlauf bieten. Unsere Worte können daher Information, Trost und Schwert zugleich sein; sie können aufrichten und ermutigen oder demotivieren und Hoffnung zerstören.

Wer sich dessen bewusst ist, wird seine »Axt schleifen« und nicht unbedacht in ein solches Gespräch gehen. Zu einem empathischen Auftreten gehört, sich mit seiner Funktion vorzustellen und nicht nur die Fakten bezüglich der Diagnose des Patienten zu kennen, sondern auch dessen persönliche Situation einordnen zu können.

Alle Gesprächspartner stehen inmitten eines Beziehungsdreiecks:

- zunächst der Patient mit seinen akuten Beschwerden zwischen seinem Arzt, der betreuenden Pflegekraft und seinen Angehörigen,
- dann die Angehörigen zwischen ihrer Sorge um den Patienten, der Pflegekraft an der Anmeldung der Notfallaufnahme, welche womöglich den Zugang zum Patienten versperrt und in der Wartezeit wenig Auskunft geben konnte, und dem Arzt mit den erwarteten Informationen,

- schließlich der Arzt zwischen der Notwendigkeit, den Patienten kompetent zu behandeln, die Angehörigen empathisch zu informieren und zeitnah dem Ruf der Pflegenden zum nächsten Patienten zu folgen.

Jeder in den beschriebenen Beziehungsfeldern hat ein Anrecht auf gute Kommunikation. In diesem Spannungsfeld kompetent und menschlich zu reagieren, ist eine komplexe Aufgabe, der Sie sich mit der Lektüre dieses Büchleins annähern, die aber darüber hinaus erfordert, dass wir vor jedem Gespräch innehalten, unsere Wortwahl überdenken und im Sinne Abraham Lincolns mit Bedacht schärfen, um unsere Worte in der Notaufnahme gewinnbringend für alle Beteiligten einzusetzen – für unsere Patienten, für deren Angehörige und für das gesamte Team!

PD Dr. med. Björn Hossfeld, OFA  Ulm, im Mai 2021
Ltd. Oberarzt
Notfallmedizinisches Zentrum
Klinik für Anästhesiologie, Intensivmedizin,
Notfallmedizin u. Schmerztherapie
RTH Christoph 22
Bundeswehrkrankenhaus Ulm

# Inhalt

**Geleitwort** .................................................. 5

**1 Kommunikation als spezielle Anforderung in der Notaufnahme** ............................................. 11
*Martin Schniertshauer und Kerstin Kunz*

    1.1 Kommunikationskompetenz – gestern, heute und morgen ................................................. 11
    1.2 Notfall, Stress und Kommunikation ................ 12
    1.3 CRM und Kommunikation ......................... 14
    1.4 Herausforderung: Patienten- und Angehörigenzufriedenheit ............................ 16
    1.5 Botschaften senden und empfangen ................ 16
    1.6 Kommunikationsmodelle und -konzepte ............ 17
        1.6.1 Die vier Seiten einer Nachricht ............... 17
        1.6.2 Watzlawicks Kommunikationstheorie ......... 19
        1.6.3 Aktives Zuhören als Grundlage, Haltung und Methode in der Gesprächsführung .......... 24
        1.6.4 Verbale, nonverbale und paraverbale Kommunikation ............................... 26
    1.7 Rechtliche Aspekte von Kommunikation ........... 27
    1.8 Setting Notaufnahme .............................. 27

**2 Unterscheidung Krise und Trauma** ..................... 30
*Georg Johannes Roth und Martin Schniertshauer*

    2.1 Was ist eine traumatische Krise? ................... 30
    2.2 Krisenauslöser in der Notaufnahme ................ 33
    2.3 Trauma und Traumafolgestörungen (ICD-11/DSM-5 akute Belastungsreaktion, Anpassungsstörung, posttraumatische Belastungsstörung) .............. 34

**3 Kommunikation mit Angehörigen und Betroffenen** .... 37
*Georg Johannes Roth und Kerstin Kunz*

    3.1 Die spezielle Situation der Angehörigen ........... 37
    3.2 Die (zentrale) Notaufnahme als Visitenkarte der Klinik ............................................. 38

| | | |
|---|---|---|
| 3.3 | Erstkontakt mit und Erwartungen und Bedürfnisse von Angehörigen in der Notaufnahme | 39 |
| 3.4 | Wie richtig warten? Wartesituation und Wartemanagement | 40 |
| 3.5 | Angehörige jederzeit willkommen? | 44 |
| 3.6 | Kommunikation via Transparenz und Deeskalation | 45 |

**4 »Ich warte schon ewig und niemand sagt mir was!« Wartende Angehörige von Notfallpatienten – Herausforderungen und Möglichkeiten in der Begleitung und Kommunikation ... 48**
*Alexander Nikendei, Susanne Digel und Jochen Schlenker*

| | | |
|---|---|---|
| 4.1 | Eine fachliche Annäherung an die Ausnahmesituation der wartenden Angehörigen | 49 |
| | 4.1.1 Definition und Hintergründe von Krisensituationen | 49 |
| | 4.1.2 Die Situation im Wartebereich und die Kommunikation mit den Wartenden | 51 |
| 4.2 | Kommunikation konkret – Handreichung für medizinische Fachkräfte | 54 |
| | 4.2.1 Prinzipien der Gesprächsführung in Ausnahmesituationen | 54 |
| | 4.2.2 Exkurs 1: Umgang mit Schweigen | 56 |
| | 4.2.3 Exkurs 2: Die Überbringung einer Todesnachricht | 57 |
| | 4.2.4 Exkurs 3: Wenn Trauer und Verzweiflung nach außen heftig werden | 59 |
| 4.3 | Das Notaufnahme-Begleitteam in der Zentralen Notaufnahme: ein Projekt im Klinikum Ludwigsburg | 60 |
| | 4.3.1 Das Projekt selbst | 61 |
| | 4.3.2 Das Notaufnahme-Begleitteam als ein Baustein der Psychosozialen Notfallversorgung (PSNV) | 62 |

**5 Krisenintervention und Psychosoziale Notfallversorgung ... 65**
*Georg Johannes Roth*

| | | |
|---|---|---|
| 5.1 | Entwicklung und Stand der klinischen Krisenintervention | 65 |
| 5.2 | Zuständigkeiten und Kompetenzen | 67 |
| 5.3 | Grundlagen der Kommunikation in Krisensituationen | 71 |

| | 5.4 | Klinische Krisenintervention am Beispiel: Überbringen von Todesnachrichten und Lebensgefahrsituationen mittels dem SAfE-Kommunikationsmodell | 76 |
|---|---|---|---|
| | 5.5 | Klinische Krisenintervention am Beispiel: Angehörigenanwesenheit bei kardiopulmonaler Reanimation (AACPR) | 80 |
| | | 5.5.1 Wie sind die Auswirkungen für Angehörige? | 81 |
| | | 5.5.2 Auswirkungen auf die Teamleistung | 82 |
| **6** | **Gefühle in der Notaufnahme** | | **84** |
| | *Teresa Deffner und Guido Michels* | | |
| | 6.1 | Gefühle und Erleben der Angehörigen in der Notaufnahme | 84 |
| | 6.2 | Sekundäre Traumatisierung, Mitgefühlserschöpfung, Burn-out | 89 |
| | | 6.2.1 Was macht das Gefühl der Betroffenen mit dem Helfer? | 90 |
| | | 6.2.2 Gefühle und Aufrechterhaltung von Professionalität – kein Widerspruch | 91 |
| **7** | **Die besondere Situation von Kindern und Jugendlichen in der Zentralen Notaufnahme (ZNA) – keine »kleinen« Erwachsenen** | | **94** |
| | *Maria Brauchle und Marina Ufelmann* | | |
| | 7.1 | Einleitung | 94 |
| | 7.2 | Psychologische Aspekte | 94 |
| | 7.3 | Das Warten | 95 |
| | | 7.3.1 Aktuelle Erkenntnisse aus der Traumaforschung | 96 |
| | 7.4 | Kind- und jugendgerechte Kommunikation in Krisensituationen | 97 |
| | 7.5 | Kinder und der Tod in der Notaufnahme | 98 |
| | 7.6 | Zusammenfassung | 100 |
| **8** | **Sterben in der ZNA** | | **102** |
| | *Theresa Jakob und Marcus F. Herm* | | |
| | 8.1 | Einleitung | 102 |
| | 8.2 | Warum Sterben in der ZNA zu vermeiden ist | 102 |
| | 8.3 | Schleichendes oder abruptes Sterben | 103 |
| | 8.4 | Sterbephasen | 104 |
| | 8.5 | Aus der ZNA nach Hause zum Sterben | 104 |
| | 8.6 | Kein Weg zurück | 105 |
| | 8.7 | Plötzliches Sterben in der ZNA | 107 |

|  |  |  |  |
|---|---|---|---|
| | 8.8 | Todesnachricht überbringen | 108 |
| | 8.9 | Nicht natürlicher Tod | 110 |
| | 8.10 | Anwesenheit von Angehörigen bei kritischen Patienten/Reanimation – ein Impuls | 111 |
| **9** | **Hilfen für Helfer** | | **113** |
| | *Theresa Jakob und Marcus F. Herm* | | |
| | 9.1 | Einleitung | 113 |
| | 9.2 | Akute Belastungsreaktionen und PTBS nach potentiell belastenden Ereignissen im Team vorbeugen | 114 |
| | | 9.2.1 Hot Debrief | 115 |
| | | 9.2.2 Cold Debrief | 115 |
| | 9.3 | Akute Belastungsreaktion und PTBS erkennen | 118 |
| | 9.4 | Niederschwellige Hilfen anbieten | 119 |
| | 9.5 | Resilienz | 119 |
| **10** | **Fallbeispiele** | | **123** |
| | *Maria Brauchle, Rolf Dubb, Georg Johannes Roth und Katharina Schmid* | | |

**Die Autorinnen, die Autoren** ............................................. **142**

**Stichwortverzeichnis** ............................................. **147**

# 1 Kommunikation als spezielle Anforderung in der Notaufnahme

*Martin Schniertshauer und Kerstin Kunz*

## 1.1 Kommunikationskompetenz – gestern, heute und morgen

Die Kommunikationskompetenz der einzelnen Berufsgruppen im Gesundheitswesen kann unterschiedlicher kaum sein. Schon in der ärztlichen Ausbildung ist es von erheblicher Bedeutung, an welcher Universität das Studium stattfindet und in welcher Weise die Lehre von Kommunikationskompetenz umgesetzt wird.

Auch in der rettungsdienstlichen Ausbildung hat sich das Thema Kommunikation erst mit dem seit 2014 existierenden neuen Berufsbild des Notfallsanitäters[1] etabliert und wird auch in Form einer mündlichen Prüfung sowie als Teil der praktischen Prüfung im Staatsexamen relevant.

Die Relevanz von Kommunikationskompetenz in Gesundheitsfachberufen hat sich die letzten Jahre stark weiterentwickelt und es ist anzunehmen, dass diese die nächsten Jahre steigen wird. Allein im Rahmen der Verbesserung der Patientensicherheit durch Optimierung der Teamkommunikation, z. B. durch die Einführung und Anwendung von Crew Resource Management (CRM) in Behandlungsteams, nimmt das Thema Kommunikation einen unverzichtbaren Stellenwert ein. Ebenso bei der Bearbeitung von Beschwerden durch Patienten und Angehörige und gleichzeitig der Verbesserung der Kundenkommunikation (gemeint sind Patienten und Angehörige) kommt ein Unternehmen mit seinen Abteilungen, wie z. B. einer Notaufnahme, nicht darum herum, sich mit Kommunikation zu beschäftigen.

> **Best-Practice-Beispiel**
>
> Das Projekt Joint Medical Master (JMM-HSG/UZH) der Universität St. Gallen und der Universitätsmedizin Zürich greift den Ansatz der interdisziplinären Teamkommunikation auf und bildet in einem Kommunikationstraining Pflegefachkräfte und Studenten der Humanmedi-

Empfehlung

---

[1] Zugunsten einer lesefreundlichen Darstellung wird in diesem Text bei personenbezogenen Bezeichnungen in der Regel die männliche Form verwendet. Diese schließt, wo nicht anders angegeben, alle Geschlechtsformen ein (weiblich, männlich, divers).

> zin gemeinsam im Thema Kommunikation im Team und mit Patienten und Angehörigen aus. Inhalte sind neben der effektiven Teamkommunikation eben auch Angehörigenkommunikation, wie z. B. das Überbringen von Todesnachrichten. Weitere Informationen: https://med.unisg.ch/de/lehre/joint-medical-master (Zugriff am: 27.10.2020)

Solche und weitere Beispiele werden auch in Zukunft notwendig sein und die nötige, wenn auch nicht durchgehende Kommunikationskompetenz in Gesundheitsfachberufen liefern.

## 1.2 Notfall, Stress und Kommunikation

Stellen Sie sich folgende Situation vor:

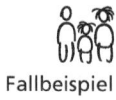
Fallbeispiel

> Die Notfallpflegerin und Praxisanleiterin Anna betreut heute in der Schicht die Fachkursschülerin Marion aus einer anderen Klinik, die einen Praxiseinsatz in der Notaufnahme von Anna verbringt. Bei der Schockraumversorgung eines jungen polytraumatisierten Patienten kommt es plötzlich zu einer kritischen Blutungssituation, die das komplette, sonst sehr ruhig arbeitende Schockraumteam kurzfristig unter hohen Stress setzt.
>  Dabei nimmt Marion das sich deutlich veränderte Kommunikationsverhalten von Anna wahr. War sie sonst immer sehr ruhig, hat sich gewählt, höflich und sehr wertschätzend ihr gegenüber ausgedrückt, ist dies nun völlig anders. Der Tonfall ist deutlich lauter, die Ansagen sind kurz und knapp, sehr direkt, unmissverständlich und die Höflichkeit ist verschwunden.

**Was passiert mit unserer Kommunikation unter Stress?**

Stress bedeutet für den Einzelnen grundsätzlich eine psychische und physische Ausnahmesituation. Bei Stress verändern sich Körperfunktionen, die Wahrnehmung und Kognition sowie das Verhalten. Was früher eine sinnvolle Funktion zur Flucht darstellte, kann uns im Arbeitsalltag behindern.

Gerade die Fähigkeit zur Kommunikation sowie zur Metakommunikation (also der Kommunikation über die Kommunikation) leidet unter Stress. Sind wir ohne Stress dazu in der Lage, auf unseren Kommunikationspartner sensibel und empathisch einzugehen, die ein oder anderen Kommunikationsstörungen zu erkennen und zu vermeiden, wird dies unter Stress deutlich eingeschränkter sein.

## 1.2 Notfall, Stress und Kommunikation

Die Teamkommunikation unter Stress verändert sich z. B. in folgenden Punkten:

- Der Tonfall wird lauter, denn wichtige Informationen müssen im Team gehört werden.
- Die Kommunikation wird kürzer und deutlich prägnanter, eben auf das Wesentliche reduziert.
- Höflichkeiten verschwinden größtenteils.
- Begründungen und Argumentationen gibt es nur, wenn unbedingt nötig.

Diese Veränderungen sind der Situation geschuldet und haben in der Regel (auch hier gibt es natürlich Ausnahmen) nichts mit der zwischenmenschlichen Beziehung der Teammitglieder zu tun, auch wenn dies manchmal so empfunden wird. Selbstverständlich darf auch in solchen Fällen die Kommunikation nicht verletzend sein.

Gerade unerfahrene Teammitglieder können von der sich plötzlich veränderten Kommunikation schnell eingeschüchtert werden. Ein wichtiger Schritt in einer solchen Situation könnte sein, dass zu Beginn der Schockraumversorgung das Team durch den Teamleiter kurz über die veränderte Kommunikation informiert wird. Am Ende der Schockraumversorgung, wenn sich die Situation normalisiert hat, kann ein höfliches *Dankeschön an das Team* die Situation auch kommunikativ wieder normalisieren. Studenten, Praktikanten, Auszubildende und unerfahrene Teammitglieder profitieren ganz deutlich von einer Team-Nachbesprechung (Debriefing), bei der auch die veränderte Kommunikationssituation thematisiert wird.

**Fortsetzung Fallbeispiel**

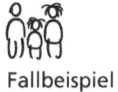
Fallbeispiel

Die Notfallpflegerin Anna bekommt vom leitenden Arzt die Aufgabe, die wartenden Angehörigen kurz zu informieren, dass der Patient jetzt direkt in den OP gebracht wird. Sie soll die Angehörigen in einen speziellen Warteraum begleiten, in dem sie auf das danach folgende Gespräch mit dem Arzt warten sollen. Vor dem Gespräch verlässt Anna den Schockraum, nimmt sich schnell einen Glas Wasser und atmet kurz durch. Dann schafft Sie es wie gewohnt ruhig, empathisch, wertschätzend und höflich mit den Angehörigen zu reden und begleitet diese in den Warteraum. Marion ist beeindruckt von Annas Fähigkeit, nach dieser Situation so schnell wieder auf ihr gewohntes Kommunikationsmuster umzuschalten.

Gerade wenn kurz nach einer solchen Situation mit veränderter Kommunikation im Team der Kontakt und das Gespräch mit den Angehörigen stattfindet, kann es sein, dass die veränderte Kommunikation auch in das Gespräch mit den Angehörigen übertragen wird.

Auf eine Nachfrage der besorgten Eltern »Wie geht es unserem Sohn?« kann schnell im Vorbeilaufen die kurze und prägnante Antwort »…liegt noch im Schockraum, kommt gleich in OP, mehr wissen wir noch nicht…« folgen.

Um dies zu verhindern, kann es ratsam sein, das Gespräch in einer ruhigen Umgebung (z. B. ohne die Überwachungsalarme der Monitoranlage im Hintergrund) durchzuführen, z. B. in einem Besprechungsraum. Vor dem Gespräch hilft ein bewusstes *Umschalten* von Notfall- auf Normalkommunikation, z. B. durch ein Glas Wasser und eine ganz kurze Auszeit mit der Möglichkeit zum Durchatmen.

## 1.3   CRM und Kommunikation

Crew Resource Management (CRM) wird als »die Fähigkeit, das Wissen, was getan werden muss, auch unter den ungünstigen und unübersichtlichen Bedingungen der Realität eines medizinischen Notfalls in effektive Maßnahmen im Team umzusetzen« definiert (Gaba 1989; Gaba et al. 1994, zit. n. Rall et al. 2020, S. 11).

Aus der Luft- und Raumfahrt abgeleitet, wurde CRM von Gaba und Howard in die Medizin übernommen und an diese angepasst (Gaba et al. 1994; Howard et al. 1992). In der Form des »Anesthesia Crisis Resource Management« fand das Konzept zuerst in der Anästhesie Anwendung, hält aber mehr und mehr Einzug in die Akutmedizin (Rall et al. 2020).

Kommunikation stellt im CRM das Bindeglied der meisten von Rall et al. (2010) entwickelten CRM-Leitsätze dar. Die 15 Leitsätze sind in erster Linie dazu entwickelt worden, um einen Einfluss auf die Teamperformance, z. B. in Akutsituationen, zu nehmen und somit die Patientensicherheit zu erhöhen. Die grundlegenden Kommunikationsaspekte in Leitsatz 7 sind beispielsweise: »Kommuniziere sicher und effektiv – sag, was Dich bewegt«. Sie lassen sich, wenn auch mit Einschränkungen, auf die Angehörigenkommunikation in der Notaufnahme übertragen.

Ein Blick auf die Kommunikationstreppe lässt diesen Aspekt besser verstehen:

Gemeint ist nicht gesagt
   Gesagt ist nicht gehört
      Gehört ist nicht verstanden
         Verstanden ist nicht gemacht

Stellen Sie sich folgende Situation vor:

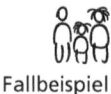
Fallbeispiel

An einem stressigen und dynamisch verlaufendem Tag in der Notaufnahme befragt der Arzt zur Fremdanamnese einer dementen Patientin die Tochter. Mit dem Satz »Muss ich noch was über Ihre Mutter wissen?« zielt der Arzt auf wichtige Vorerkrankungen ab, was die Tochter so aber nicht wahrnimmt und die Frage verneint. Der Arzt ist sich danach sicher, nach

Vorerkrankungen gefragt zu haben, hat dies aber in Wirklichkeit nur *gemeint und nicht gesagt*.

Oder:

Direkt nach der Mitteilung einer (für die Tochter schlimm klingenden) Diagnose der Mutter fragt der Arzt noch nach wichtigen Vorerkrankungen. In Gedanken aber noch mit der Mitteilung des Arztes beschäftigt, nimmt die Tochter die Frage nicht wahr. Die Frage wurde zwar *gesagt, aber nicht gehört*.

Gerade was die Kommunikation mit Patienten und Angehörigen angeht, kommt es nicht selten zum Problem, dass die Verwendung von Fachsprache dazu führt, nicht verstanden zu werden. Geschieht dies ohne dass es bemerkt und korrigiert wird, kann es zu fatalen Kommunikationsstörungen und Missverständnissen bis hin zum Vertrauensverlust führen. Somit ergibt sich für die Stufe *gesagt ist nicht verstanden* eine in der Angehörigenkommunikation sehr wichtige Rolle.

Ein Instrument aus CRM, welches solche Kommunikationsstörungen in Bezug auf die Kommunikationstreppe verhindern soll, stellt die Closed-Loop-Kommunikation dar (Rall et al. 2020).

Hierbei wird durch ein aktives Schließen der Kommunikationsschleife sichergestellt, dass

- das, was gemeint wurde, auch gesagt wurde,
- das, was gesagt wurde, auch gehört wurde,
- das, was gehört, auch verstanden wurde und
- das, was verstanden wurde, auch gemacht wurde.

Bei der Kommunikation mit Angehörigen bedeutet dies, dass sich mindestens ein Kommunikationspartner (in der Regel Arzt oder Pflegekraft) der Closed-Loop-Kommunikation bewusst ist, auf eventuell auftretende Störungen achtet und aktiv versucht, diese zu erkennen und zu vermeiden. Aussagen wie »Habe ich Sie richtig verstanden, dass…als Sie sagten…?« oder »Was genau haben Sie gemeint, als sie sagten…« und weitere können in bestimmten Situationen dabei helfen.

---

**Literaturempfehlung zum Thema CRM in der Notaufnahme**

Rall M, Schmid K, Langewand S et al. (2020) Crew Resource Management (CRM) für die Notaufnahme – Strategien zur Fehlervermeidung und Optimierung der Teamarbeit. Stuttgart: Kohlhammer. ISBN: 978-3-17-035309-1
(Gaba et al. 1994)
(Gaba 1989)
(Haerkens et al. 2015)

Empfehlung

## 1.4 Herausforderung: Patienten- und Angehörigenzufriedenheit

Die Zahl der in Notaufnahmen vorstelligen Patienten mit und ohne Angehörige steigt stetig. Art und Schwere ihrer Erkrankung, persönliche Situationen und auch Begleitumstände sind sehr unterschiedlich. Sprachliche oder anderweitige Verständigungsbarrieren bei z. B. Menschen mit Behinderungen, Demenzkranken oder ausländischen Patienten können gleichermaßen zur Herausforderung im Behandlungsprozess werden wie der Umgang mit Patienten mit unterschiedlichem intellektuellen Niveau oder unterschiedlichem kulturellen Hintergrund. Nicht selten kommen kritische Patienten mit klaren Vorstellungen und Erwartungen in die Notaufnahmen. Einige haben bereits Rat im Internet oder bei Bekannten gesucht und sie vertreten ihre Ansprüche auch selbstbewusst. Alle haben den Wunsch nach möglichst kurzen Wartezeiten, sofortiger Schmerzreduzierung, Kommunikation mit ihnen (und nicht über sie), adäquate Information, kompetente Versorgung, Klarheit und Sicherheit über die weitere Behandlung (Hogan & Fleischer 2016). Entscheidend für die Zufriedenheit von Patienten und Angehörigen ist insbesondere die Wartezeit bis zum ersten Arztkontakt (Welch 2010). Ausschlaggebend ist hier nicht die tatsächliche, sondern die subjektiv wahrgenommene Wartezeit (Boudreaux et al. 2004).

Für eine für Patienten und Angehörige zufriedenstellende Kommunikation ist es hilfreich, Patienten mit ihrem Namen anzusprechen, aktiv und aufmerksam zuzuhören, Patienten ausreden zu lassen, freundlich und empathisch zu sein, auf den äußeren Rahmen zu achten (Diskretion), Loyalität und Verständnis zu zeigen und nichts zu versprechen, was nicht gehalten werden kann (Hogan & Fleischer 2016). Angehörige wollen häufig in den Behandlungsprozess eingebunden werden, was nicht immer sofort und umfassend möglich ist. Hier sind sowohl das Interesse und der Wunsch des Patienten sowie dessen Versorgung als auch die Datenschutz-Grundverordnung und die Schweigepflicht zu berücksichtigen. Der Patient steht im Mittelpunkt. Positiv auf die Zufriedenheit von Patienten und Angehörigen wirkt sich grundsätzlich ein freundlicher, respektvoller und wertschätzender Umgang mit ihnen aus (Hogan & Fleischer 2016).

## 1.5 Botschaften senden und empfangen

Zur Kommunikation gehört zum einen das Senden einer Nachricht durch den einen Akteur, genauso aber das Empfangen der Nachricht durch den zweiten Akteur. Kommunikation ohne Empfänger ist keine Kommunikation.

Das Sender-Empfänger-Modell der Kommunikation beschreibt diesen Prozess wie folgt: Der Sender einer Nachricht kodiert diese für den Sendeprozess, z. B. indem er diese Nachricht in Worte fasst und ausspricht. Die Übertragung des Gesprochenen wird vom Empfänger dekodiert und dieser wiederum entscheidet nun weiter, was mit der Nachricht passiert.

Störungen können dabei z. B. auf der Seite des Senders beim Kodieren oder auf der Seite des Empfängers beim Dekodieren passieren. Genauso aber auch auf dem Weg vom Sender zum Empfänger (Shannon 1948).

Merke

- Der Sender kann seine Gedanken nicht in Worte fassen: *Kodierungsfehler.*
- Der Empfänger versteht die Sprache des Empfängers nicht: *Dekodierungsfehler.*
- Das Gesprochene vom Sender wird durch die Umgebungslautstärke vom Empfänger nicht (vollständig) empfangen: *Übertragungsfehler.*
- Die Kodierung des Senders der Information erfolgt zum einen über die Sprache, also Wort und Schrift. Darüber hinaus werden dem gesprochenen Wort auch nonverbale (z. B. über Mimik und Gestik) und paraverbale (Tonhöhe, Tonfall und weitere) Informationen hinzugefügt, welche ebenso vom Empfänger dekodiert werden.

Merke

Der Empfänger macht die Botschaft.

Ein wichtiger Grundsatz der Kommunikation ist die Tatsache, dass der Empfänger die Nachricht mit seinen verfügbaren Informationen selber definiert, also mit dem, was bei ihm ankommt in Verbindung mit seiner Erfahrung und seinen eigenen Einstellungen.

Siehe hierzu beispielsweise auch das Kommunikationsmodell von Schulz von Thun »Die vier Seiten einer Nachricht« und Watzlawicks Konstruktivismus.

## 1.6 Kommunikationsmodelle und -konzepte

### 1.6.1 Die vier Seiten einer Nachricht

Friedemann Schulz von Thun beschreibt in seinem Modell der vier Seiten einer Nachricht die Tatsache, dass eine Botschaft vom Sender und Empfänger vier Möglichkeiten der Interpretation zulässt. Oder anders ausgedrückt: Eine Nachricht besteht aus vier Inhaltsebenen (Schulz von Thun 2019). Der Sender der Botschaft kann die verbal ausgedrückte Nachricht mit einer Inhaltsebene versehen und der Empfänger kann ebenso die empfangene Nachricht mit einer Inhaltsebene interpretieren. Diese müssen nicht zwangsläufig übereinstimmen, was ein typisches Kommunikationsproblem darstellt.

Schulz von Thun unterscheidet in einer Nachricht die folgenden vier Ebenen:

- Sachebene
- Appellebene
- Beziehungsebene
- Selbstoffenbarungsebene/Selbstkundgabe

In der *Sachebene* steckt der reine Sachinhalt einer Nachricht. Hier werden Fakten und Daten transportiert. Dieser ist dabei völlig befreit von weiteren interpretativen Möglichkeiten.

Die *Appellebene* enthält eine Handlungsaufforderung, in der Regel für den Empfänger. Der Sender will in einer Botschaft, ohne dies direkt anzusprechen, erreichen, dass der Empfänger durch die Botschaft ein bestimmtes Verhalten zeigt. Der Apell ist in der Nachricht verpackt.

In der *Beziehungsebene* wiederum ist die Beziehung von Sender und Empfänger enthalten. So kann der Sender durch die Botschaft seine Beziehung zum Empfänger indirekt ausdrücken, indem z. B. dem Inhalt non- und paraverbal Wertschätzung, Verachtung, Respekt, Zuneigung u. v. m. hinzugefügt wird.

Die *Selbstoffenbarungsebene*, auch *Selbstkundgabe* genannt, drückt durch die Botschaft eine meist unbewusste, aber durchaus auch gewollte Selbstdarstellung oder Selbstenthüllung des Senders aus. Dem Empfänger ist es somit entweder direkt (gewollt) oder indirekt (ungewollt) möglich, von der Botschaft auf die Persönlichkeit des Senders zu schließen. In der Selbstkundgabe können z. B. Bedürfnisse, Wünsche, Ich-Botschaften, Gefühle und vieles mehr ausgedrückt werden.

Merke

Jede Nachricht innerhalb eines Kommunikationsprozesses enthält grundsätzlich alle Ebenen. Somit kann jede Botschaft unterschiedlich interpretiert werden.

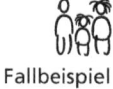
Fallbeispiel

Die Tochter einer Patientin fragt die Pflegekraft, wann sie zur Mutter in den Behandlungsraum kann. Die Antwort der Pflegekraft lautet daraufhin: »Noch nicht, Sie müssen noch warten.«

Auf der Sachebene enthält die Nachricht den Inhalt, dass die Tochter noch warten muss und jetzt noch nicht zu ihrer Mutter kann.

Auf der Appellebene ist zum einen ganz direkt die Aufforderung enthalten, dass die Tochter jetzt noch warten muss, zum anderen auch indirekt (je nachdem, wie die Nachricht non- und paraverbal kommuniziert wurde) der Appell an die Tochter, nicht so ungeduldig zu sein.

Die Beziehungsebene drückt (auch wieder abhängig von der non- und paraverbalen Komponente) die Tatsache aus, dass die Pflegekraft in der Rolle ist, darüber entscheiden zu können, ob und wie lange die Tochter noch warten muss.

Die Selbstkundgabe der Botschaft drückt z. B. aus, dass die Pflegekraft genervt ist ob der Frage. Genauso kann auch die Frage der Tochter selber über die Selbstkundgabe offenbaren, dass die Tochter z. B. nicht mehr warten möchte.

Störungen und Konflikte können nun gerade dadurch entstehen, wenn die Interpretation der Botschaften auf unterschiedlichen Ebenen stattfindet.

Die Pflegekraft wollte in der Antwort die Sachebene ansprechen und informieren, die Tochter aber interpretiert die Antwort auf der Appellebene und nimmt diese zum Anlass, sich über die Pflegekraft zu beschweren.

## 1.6.2 Watzlawicks Kommunikationstheorie

Watzlawick und seine Mitautoren formulieren Grundeigenschaften von zwischenmenschlicher Kommunikation und den Abläufen zwischenmenschlicher Kommunikation als Axiome. Diese bezeichnet er als provisorische Formulierungen, die aus sich selbst heraus verstehbar sind.

Die Axiome betonen, dass jede Kommunikation neben dem Inhaltsaspekt auch einen Beziehungsaspekt hat. Wird eine Nachricht übertragen, so werden neben Sach- auch Beziehungsbotschaften versendet. Die Beziehungsbotschaft liefert dabei u. a. eine Aussage darüber, wie die Sachbotschaft zu verstehen ist. Dies verdeutlicht die Wichtigkeit des Beziehungsaspektes von Kommunikation.

Zudem vertritt Watzlawick die Ansicht, dass Kommunikation nicht die Welt der Dinge abbildet, sondern sie erst konstruiert, was auch Konstruktivismus genannt wird. Aus konstruktivistischer Sicht bilden Menschen sich ihre Wirklichkeit aufgrund von subjektiven und persönlichen Erfahrungen. Diese Wirklichkeit halten sie für *wahr* und *objektiv* und sie bestimmt das weitere Handeln der Menschen. Der Konstruktivismus besagt also, dass wir in einer durch uns selber konstruierten Wirklichkeit leben (Watzlawick et al. 2017).

Watzlawick sieht Kommunikation nicht nur als einen Austausch von Informationen, sondern auch als Grundlage jeder zwischenmenschlichen Beziehung (ebd.).

Axiom 1: Man kann nicht nicht kommunizieren.

Das erste Axiom Watzlawicks erinnert daran, dass die Kommunikation keineswegs nur aus Worten besteht, sondern auch alle para- und nonverbalen Elemente und somit auch Verhalten jeder Art umfasst. Verhalten besitzt die besondere Eigenschaft, dass es kein Gegenteil von Verhalten gibt. Denn: *Man kann sich nicht nicht verhalten.*

Jedes Verhalten in einer zwischenmenschlichen Situation besitzt also Mitteilungscharakter und ist somit Kommunikation. Daraus ergibt sich das erste Axiom, dass man nicht nicht kommunizieren kann.

Auch wenn man in einer Situation schweigt, nichts sagt oder nichts tut, nicht handelt oder schlichtweg versucht, dem Kommunikationspartner keine Signale zu senden, kommuniziert man und löst eine Verhaltensreaktion bei seinem Gegenüber aus.

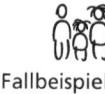
Fallbeispiel

Auf die Frage der Tochter, wann Sie zur Mutter in den Behandlungsraum darf, antwortet die Pflegekraft nicht, dreht sich um und läuft weg.
Was denken Sie: Welche Reaktion löst die Kommunikation der Pflegekraft bei der Tochter aus?

Merke

Jedes Verhalten hat Mitteilungscharakter. Man kann sich nicht nicht verhalten.

Axiom 2: Jede Kommunikation hat einen Inhalts- und einen Beziehungsaspekt, wobei letzterer den ersten bestimmt und daher eine Metakommunikation darstellt.

Neben der Sachinformation, die in Form von Worten über das verbale System übertragen wird, werden bei der Kommunikation Hinweise gegeben, wie der Sender seine Nachricht verstanden haben will und wie er seine Beziehung zum Empfänger sieht. Diese Hinweise werden u. a. durch den Tonfall und durch körpersprachliche Signale über das para- und nonverbale System gegeben. Die im Axiom angesprochene Metakommunikation wird als Kommunikation über Kommunikation definiert. Die Gesprächspartner verlagern ihre Aufmerksamkeit auf eine höhere Ebene der Betrachtung und sprechen über ihre Kommunikation, also darüber, wie sie miteinander umgehen oder was sie im Moment stark beschäftigt.

Weiter besagt das Axiom, dass der Beziehungsaspekt den Sachaspekt bestimmt. Erst durch die Aussagen zur Beziehung konkretisiert sich der Sachinhalt einer Nachricht. Der Beziehungsaspekt informiert, wie der Inhalt zu verstehen ist.

Watzlawick hat zum besseren Verständnis folgende Denkaufgabe erstellt (Watzlawick et al. 2017, S. 61):

»Ein Mann wird von zwei Wachen in einem Raum gefangen gehalten, der zwei Ausgänge hat. Beide Türen sind geschlossen, aber nur eine ist zugesperrt. Der Gefangene weiß ferner, dass einer seiner Wächter stets die Wahrheit sagt, der andere dagegen immer lügt. Welcher der beiden der Lügner ist, weiß er nicht. Seine Aufgabe, von deren Lösung seine Freilassung abhängt, besteht darin, durch eine einzige Frage an einen der beiden Wärter herauszufinden, welche der beiden Türen nicht verschlossen ist.«

Überlegen Sie: Wie muss die Frage lauten und an wen muss diese gerichtet sein?

**Lösung:**
Der Mann deutet auf eine Tür und fragt eine der Wachen (wobei es gleichgültig ist, auf welche Tür er zeigt und welche Wache er fragt): »Wenn ich Ihren Kameraden fragen würde, ob diese Tür offen ist, was würde er sagen?« Lautet die Antwort »Nein«, so ist die Tür offen, wenn »Ja«, so ist sie zugesperrt.

Das spannende an der Geschichte ist, dass eine Gleichung mit zwei Unbekannten (Tür offen oder zu und Wache lügt oder sagt die Wahrheit) nur mit einer Frage gelöst werden kann. Das kann nur gelingen, weil dabei sowohl der Inhalts- als auch der Beziehungsaspekt beachtet wird.

Zum einen besitzt der Gefangene inhaltsbezogene Informationen über die unpersönlichen Objekte (Türen) und deren Zustand (offen oder geschlossen), zum anderen bezieht er Informationen über die für die Wachen typischen zwischenmenschlichen Beziehungsformen mit ein und leitet so das Ergebnis ab.

Auf Alltagssituationen in einer Notaufnahme bezogen, verdeutlicht das folgende Beispiel nochmal das 2. Axiom:

> Der Stationsarzt sagt zur Pflegekraft: »Den IV-Zugang bei unserer Patientin lege ich, die Dame hat sehr schlechte Venen.«
> Inhaltbezogen bedeutet diese Aussage nicht anderes, als dass der Arzt den Zugang legen will, weil die Patientin wohl schlechte Venen hat.
> Nun wird aber die Beziehungsdefinition von Pflegekraft und Arzt über den Inhalt der Aussage entscheiden. Auch wenn sich nach dieser Aussage beide weiterhin über IV-Zugänge und schlechte Venen unterhalten (oder vielleicht sogar ein Konflikt darüber entsteht), ist das Entscheidende einzig und allein die Art ihrer Beziehung zueinander.

**Fallbeispiel**

> Der Inhaltsaspekt liefert Informationen zur Sache, während der Beziehungsaspekt Informationen über das persönliche Verhältnis der Kommunikationspartner bietet und darüber, wie die Sachinformation verstanden werden soll.

**Merke**

### Axiom 3: Die Natur einer Beziehung ist durch die Interpunktion der Kommunikationsabläufe seitens der Partner bedingt.

Was sich erstmal kompliziert anhört, ist im Grunde ganz einfach. Bei einer Kommunikation kommt es in der Regel zu einem mehrfachen wechselseitigen Austausch von Nachrichten zwischen zwei oder mehreren Personen. Dies wird als Interaktion bezeichnet. Insbesondere bei einem Streitgespräch werden in schneller Folge endlos Argumente ausgetauscht bzw. Vorwürfe mit Gegenvorwürfen beantwortet. Ein unvoreingenommener Beobachter erhält den Eindruck, dass ununterbrochen Botschaften ausgetauscht werden. Jeder Teilnehmer dieser Kommunikation definiert für sich einen Anfangs-

# 1 Kommunikation als spezielle Anforderung in der Notaufnahme

punkt des Streitgesprächs, was »Interpunktion von Ereignisfolgen« genannt wird. Meinungsverschiedenheiten auf dem Gebiet der Interpunktion sind Auslöser vieler Beziehungskonflikte. Ein oft zu beobachtendes Partnerschaftsproblem besteht darin, dass der Mann im Wesentlichen ein passives und zurückgezogenes Verhalten zeigt, während seine Partnerin zu übertriebenem Nörgeln neigt. In einem gemeinsamen Interview beschreibt der Mann sein Verhalten typischerweise als einzig mögliche Verteidigung gegen das Nörgeln. Die Partnerin sieht dagegen das Verhalten des Partners als Grund für ihre Kritik. Das Gespräch verläuft als monotones hin und her gegenseitiger Vorwürfe und Selbstverteidigungen: »Ich meide dich, weil du nörgelst« und »Ich nörgle, weil du mich meidest«.

Beide interpretieren also ihr Verhalten als Reaktion auf das Verhalten des anderen und nicht als Ursache dafür. Sie interpunktieren diese Ereignisfolgen so, dass jeweils das Tun des anderen als Ursache für das eigene Verhalten genommen werden kann. Das bedeutet: Der bzw. die andere hat Schuld!

Solche Interpunktionskonflikte lassen sich nicht nur im Privaten oder im Arbeitsalltag finden, sondern sie bestimmen nicht selten auch die (große) Politik. Das Wettrüsten im Kalten Krieg ist ein solches Beispiel.

Merke

> Kommunikation verläuft kreisförmig und hat keinen Anfang.

Axiom 4: Menschliche Kommunikation bedient sich digitaler und analoger Modalitäten.

Das Begriffspaar digital und analog bezieht sich auf die Art der Beziehung, die zwischen einem Objekt und dessen Beschreibung bzw. Benennung besteht.

Die digitale Kommunikation ist ausschließlich dem verbalen System vorbehalten, das hauptsächlich den Inhaltsaspekt einer Nachricht übermittelt. Die formale Ordnung der Bezeichnungen (Syntax) und deren eindeutige Bedeutung (Semantik) sind durch Verwendung von Sprache und Schrift gegeben. Dagegen besitzen die digitalen Ausdrucksmittel kein ausreichendes Vokabular zur klaren Definition von Beziehungen (unzureichende Semantik).

Die analoge Modalität ist die Sprache des Beziehungsaspekts. Mit dem para- und nonverbalen System werden durch die Sprechweise und die körpersprachlichen Signale vielfältige Beziehungsbotschaften gesendet. Im verbalen System werden analoge Botschaften in Form von Metaphern und Geschichten übertragen. Insgesamt offenbart sich damit das im Axiom angesprochene semantische Potenzial. Es fehlt allerdings an der Eindeutigkeit. Das wird deutlich, wenn Sie an ein Lächeln denken. Es kann Sympathie, Zufriedenheit oder Sicherheit, jedoch auch Verachtung widerspiegeln.

Während digitale Kommunikation eindeutig ist und wenig Spielraum für Interpretation lässt, ist analoge Kommunikation ungenauer und vielseitiger. Sagt jemand beispielsweise: »Es regnet draußen«, so ist dies eine relativ klare

Aussage in digitaler Form. Wird der genannte Satz aber z. B. von einem traurigen Gesichtsausdruck begleitet, so kann das unterschiedliche Bedeutungen haben. Es kann heißen, dass die Person vom ständigen Regen genervt ist oder dass sie befürchtet, auf dem Weg nach Hause nass zu werden.

Für gelungene Kommunikation ist es entscheidend, dass sich die digitalen und analogen Modalitäten ergänzen und die verbalen, para- und nonverbalen Systeme kongruente Botschaften senden. Nur unter dieser Voraussetzung ergibt sich für den Empfänger eine eindeutig interpretierbare Nachricht. Insbesondere der Beziehungsaspekt der Kommunikation wird nur dann deutlich, wenn die analogen und digitalen Botschaften zur Beziehung übereinstimmen.

> Die zwischenmenschliche Kommunikation erfolgt hauptsächlich verbal in digitaler Form und über das para- und nonverbale System in analoger Form.

Merke

Axiom 5: Zwischenmenschliche Kommunikationsabläufe sind entweder symmetrisch oder komplementär, je nachdem, ob die Beziehung zwischen den Partnern auf Gleichheit oder Ungleichheit beruht.

Im fünften Axiom wird unterschieden, ob die Beziehung zwischen zwei Kommunikationspartnern auf Gleichheit oder Ungleichheit beruht.

Bei der Kommunikation zwischen zwei Kommunikationspartnern, deren Beziehung auf Gleichheit beruht, erfolgt diese auf der gleichen Stufe. So kann es z. B. unter Kollegen und Freunden der Fall sein. Da es in dem Fall keine vorgegebene Hierarchie gibt, fühlen sich beide Partner als gleichrangig. Das Verhalten des einen Partners ist wie das Spiegelbild des Verhaltens des anderen Partners. Die Kommunikationsabläufe werden als *symmetrisch* bezeichnet. Dabei ist es gleichgültig, worin dieses Verhalten im Einzelfall besteht. Die Kommunikationspartner können sowohl in Stärke wie Schwäche, Härte wie Güte und jedem anderen Verhalten ebenbürtig sein. Symmetrische Beziehungen zeichnen sich dadurch aus, dass beide Kommunikationspartner nach Gleichheit und Verminderung von Unterschieden streben.

Stehen die Kommunikationspartner jedoch auf unterschiedlichen Stufen bzw. beruht die Beziehung auf Ungleichheit, geht Watzlawick davon aus, dass das Verhalten des einen Partners das des anderen ergänzt und dies somit komplementär verläuft. Beispielsweise korrespondiert die Dominanz eines Kommunikationspartners mit der Unterwürfigkeit seines Gegenübers (Watzlawick et al. 2017).

> Zwei Kommunikationspartner verhalten sich bei Gleichheit zwischen den Partnern häufig spiegelbildlich (symmetrisch) und zeigen bei Ungleichheit meist sich ergänzende (komplementäre) Verhaltensweisen (Watzlawick et al. 2017).

Merke

### 1.6.3 Aktives Zuhören als Grundlage, Haltung und Methode in der Gesprächsführung

Wahrscheinlich erleben viele das Zuhören, vor allem im Berufsalltag in einer Notaufnahme, kaum als einen eigenen bewussten Vorgang der Kommunikation, sondern eher als Reaktion auf eine Situation, welche eine erhöhte Aufmerksamkeit erfordert (z. B. bei der Übergabe durch den Rettungsdienst).

Dabei ist das Zuhören neben dem Senden der Nachricht die wichtigste Funktion in der Kommunikation. Von Watzlawick haben wir gehört, dass Kommunikation eine Interaktion von Individuen bedeutet, welche sich wechselseitig im Verhalten beeinflussen und aufeinander reagieren (Watzlawick et al. 2017).

Auch Schulz von Thun baut den Aspekt des Zuhörens in seine Theorie mit ein. So kann der Empfänger einer Nachricht diese mit vier möglichen »Antennen« (Vier-Ohren-Modell) empfangen und entscheiden, welcher der vier Aspekte für ihn im Vordergrund steht.

Insbesondere der Beziehungscharakter und die Selbstoffenbarungssignale können in der Kommunikation oft nicht eindeutig zugeordnet werden. Aber genau diese Zuordnung einer Botschaft entscheidet letztendlich über das Gelingen eines Gespräches, also darüber, ob sich der Gesprächspartner verstanden fühlt.

Der Begriff des aktiven Zuhörens wurde von Carl Rogers in der klientenzentrierten Psychotherapie als Werkzeug beschrieben (Rogers 1983). Dabei hört der Therapeut überwiegend mit dem Selbstoffenbarungsohr und reagiert gefühlsbetont auf die Botschaften des Klienten. Das Ziel des Therapeuten ist es, sich in die Gefühls- und Gedankenwelt des Klienten einzuspüren.

Über den therapeutischen Kontext hinaus wird das aktive Zuhören auch in der Personalentwicklung, in Deeskalationsstrategien und eben auch bei Klienten-, Patienten- und Angehörigenkontakten im Gesundheitswesen angewandt.

Zur Grundhaltung des aktiven Zuhörens gehören laut Rogers (1983) Akzeptanz und Wertschätzung, eine offene Grundhaltung und Empathie sowie Kongruenz und Authentizität.

*Akzeptanz und Wertschätzung* beinhalten die wertfreie Annahme der Äußerungen des Gesprächspartners als dessen Realität. Annahme bedeutet hier jedoch nicht, dass die Vorstellungen und Ansichten übernommen werden sollen. Die Akzeptanz drückt sich in einer überdauernden positiven Einstellung gegenüber dem Gesprächspartner aus, von dessen jeweiligem Verhalten nicht beeinflusst wird.

*Empathie* bezeichnet die Fähigkeit, sich in die Einstellung anderer Menschen einzufühlen. Dieses Einfühlen ist nicht zu verwechseln mit dem Mitfühlen, wie z. B. Mitleid. Es geht vielmehr um das Verstehen der Welt aus der Sicht des Gesprächspartners.

*Kongruenz* wird oft mit *Echtheit* oder Wahrhaftigkeit gegenüber dem Gesprächspartner definiert. Die geforderte Übereinstimmung bezieht sich hierbei auf die Konformität von innerer Haltung, Gefühlen sowie dem Verhalten gegenüber dem Gesprächspartner.

> Aktives Zuhören ist verantwortungsbewusste Gesprächsführung, die auf Akzeptanz, Empathie und Kongruenz aufbaut.

Merke

Die Methode des aktiven Zuhörens besteht aus den folgenden Elementen:

- *Keine Unterbrechung.* Das bedeutet u. a., sich gegenseitig ausreden zu lassen und innerlich auf das Empfangen von Botschaften umzuschalten. Dabei soll gewährleistet sein, dass keine Unterbrechung der Kommunikationssituation von außen stattfindet.
- *Wertschätzende Signale.* Diese werden sowohl nonverbal als auch verbal übermittelt. Nonverbal bedeutet, sich dem Gegenüber durch eine zugewandte und offene Körperhaltung zu präsentieren. Dabei sind Gesicht und Hände sichtbar und signalisieren eine Offenheit für die Botschaften des anderen. Auch über die Augen wird das Interesse an der Kommunikation signalisiert. Dies geschieht über lebendigen Augenkontakt, ohne den Gesprächspartner dabei permanent zu fixieren.

Verbal kann die Wertschätzung über kurze Bestätigungslaute wie *ah, hm, ach* mit emotionaler Betonung oder auch nur durch ein zustimmendes Brummen geäußert werden.

Gerade der verbale Teil der Kommunikation im Sinne des aktiven Zuhörens wird als der schwierigste und der am wenigsten den üblichen Gesprächsmustern entsprechende Teil bezeichnet. Er dient den zwei Zielen Verständnis sicherzustellen und Gefühle zu verbalisieren.

Der Zuhörer überprüft, ob er wirklich alles inhaltlich so verstanden hat, wie es vom Sprecher gemeint ist. Dazu fasst er die Kernaussage zusammen und formuliert sie prägnant und präzise. Dies erfolgt z. B. mit Sätzen wie:

- »Habe ich Sie dabei richtig verstanden, dass…«
- »Wenn ich das Gesagte kurz zusammenfassen darf, habe ich verstanden…«
- »Sie meinen also…«
- usw.

Die Verbalisierung von Gefühlen kann nur auf einer vertrauensvollen und tragfähigen Beziehung zum Erfolg führen – d. h., dass der Gesprächspartner sich darauf einlässt. Dieser Teil des aktiven Zuhörens ist wahrscheinlich in der Angehörigenkommunikation mit meistens fremden Menschen nicht immer vollumfänglich möglich und angebracht, aber dennoch denkbar wie z. B. im deeskalierenden Gespräch oder mit bekannten Angehörigen, welche sich in einer emotionalen Ausnahmesituation befinden. Dabei gilt auch hier das Prinzip der wertschätzenden Haltung und Achtsamkeit.

Hilfreich können dabei folgende Sätze sein:

- »Sie wirken sehr besorgt darüber...«
- »Sie wirken auf mich sehr verärgert...«
- »Ich habe den Eindruck, Sie haben da noch Zweifel...«
- usw.

Wichtig dabei ist eine Echtheit der Rückmeldungen. Diese sollen nicht aufgesetzt als Floskel wirken, sondern ein wirkliches Interesse des Zuhörers spiegeln. Seien Sie dabei trotzdem gedanklich bei Ihrem Kommunikationspartner und nicht bei der Frage, welcher Satz nun jetzt am besten klingt.

Merke

> Aktives Zuhören muss, wie jede Kommunikationstechnik, geübt werden, um es im Alltag sicher zu beherrschen. Reflektieren Sie dabei stets Ihre innere Haltung und überprüfen Sie Ihre Kongruenz und Offenheit.

### 1.6.4 Verbale, nonverbale und paraverbale Kommunikation

Die verbale Kommunikation beschreibt das gesprochene Wort. Der rein verbale Teil der Kommunikation macht allerdings lediglich ca. 7 % des Inhaltes aus. Der restliche überwiegende Teil ist mit 70 % der nonverbale Anteil. Der paraverbale Anteil liegt bei 23 % (Tewes 2010).

Die nonverbale Kommunikation wird in der Regel visuell durch die Gestik und Mimik, aber auch durch die Körperhaltung und den Blickkontakt bestimmt.

Die paraverbale Kommunikation ergänzt den nonverbalen Anteil durch Sprechgeschwindigkeit, Tonfall, Tonhöhe und Lautstärke. Beide Anteile können eine Aussage abschwächen oder verstärken. So macht gerade der non- und paraverbale Anteil den Unterschied aus, wie die Antwort der Pflegekraft an die Tochter verstanden wird. Wird die Aussage »Noch nicht, Sie müssen noch warten« mit strenger Mimik, zusammengekniffenen Augen, gerunzelter Stirn, geballten Fäusten und lauter, bestimmter Stimme hinterlegt, ist der Inhalt ein anderer, als wenn die gleiche Aussage in ruhiger, zugewandter Form mit offener Körperhaltung, mit normalem bis leisem Tonfall und entsprechender Laustärke präsentiert wird.

Die Kongruenz beschreibt die Stimmigkeit einer Botschaft, was das Zusammenspiel zwischen dem verbalen und non- bzw. paraverbalen Teil angeht. Zum verbalen Anteil der Botschaft eines sehr ungeduldig wartenden Angehörigen »Ich möchte jetzt sofort mit einem Arzt sprechen!« passt eher ein lauter und bestimmter Tonfall mit der Betonung auf *Ich*, *sofort* und *Arzt*, unterstrichen von offenen Augen, strenger Mimik und dabei gehobenem Finger. Würde die gleiche Botschaft mit leiser, langsamer Stimme, in sitzender Position mit Blick auf den Boden getroffen werden, wäre der Empfänger verunsichert, weil hier der verbale Anteil nicht zum non- und paraverbalen Anteil passt.

## 1.7 Rechtliche Aspekte von Kommunikation

Die Kommunikation mit Patienten und Angehörigen in der Notaufnahme unterliegt auch diversen rechtlichen Aspekten. Bereits aus dem mit dem Patienten geschlossenen Behandlungsvertrag folgt nach § 630a BGB nicht nur die Pflicht, den Patienten zu behandeln und für eine ggf. erforderliche Weiter- und Nachbehandlung zu sorgen, sondern auch, den Patienten über den Ablauf der Behandlung und die Risiken sowie etwaige Behandlungsalternativen (laufend) zu informieren. Eine schuldhafte Verletzung dieser Pflichten führt zur Schadensersatzhaftung des Vertragspartners des Patienten (§§ 280 ff., 249 ff. BGB) (Weitbrecht 2017a; Weitbrecht 2017b).

Zivilrechtlich ist der Arzt nach § 630e BGB verpflichtet, den Patienten aufzuklären und nach § 630d BGB dessen Einwilligung einzuholen (Rechtsgrundlage in Deutschland). Strafrechtlich ist beides erforderlich, um eine derartige relevante Handlung zu rechtfertigen. Die Aufklärungslast des Arztes ist umso geringer, je höher die Dringlichkeit des Eingriffs und dessen Erfolgsaussichten sind. Dies stellt nicht selten eine Herausforderung in der Notaufnahme dar, denn ein Notfallpatient ist häufig wenig aufnahmebereit, nicht selten ist wenig Zeit für eine Aufklärung und der Patient ist nur dann einwilligungsfähig, wenn er auch konkret in der Lage ist, die Bedeutung und Tragweite des ärztlichen Eingriffs und seiner Zustimmung oder Ablehnung zu erkennen (z. B. Patient unter Schock, Analgosedierung, Demenz etc.). Bei fehlender Einwilligungsfähigkeit, für die Ermittlung des tatsächlichen oder mutmaßlichen Patientenwillens oder bei anwesenden Angehörigen kann es zu einem Konflikt mit der ärztlichen Schweigepflicht kommen, welche selbstverständlich auch gegenüber nahen Angehörigen vollumfängliche Geltung beansprucht (Weitbrecht 2017b; Weitbrecht 2017c; Weitbrecht 2017d).

Auch in der Notfallsituation muss sichergestellt sein, dass die ärztliche Schweigepflicht (§ 9 MBOÄ in Fassung der jeweiligen Berufsordnung der Landesärztekammern), die datenschutzrechtlichen Vorgaben des Bundesdatenschutzgesetzes (BDSG), der Datenschutz-Grundverordnung (DSGVO) und der jeweiligen Krankenhausgesetze der Länder gewahrt sind. Personenbezogene Daten dürfen nur nach außen übermittelt werden, wenn der Patient hierzu wirksam einwilligt oder wenn der Krankenhausträger aufgrund einer gesetzlichen Grundlage zur Übermittlung verpflichtet ist (z. B. Übermittlung von Diagnosen und weiterer Daten an die gesetzliche Krankenversicherung nach § 295 Abs. 1 SGB V) (Weitbrecht 2017d).

## 1.8 Setting Notaufnahme

Kommunikation in der Notaufnahme spielt eine nicht zu unterschätzende Rolle in vielerlei Hinsicht. Eine Notfallsituation ist für Patienten und

Angehörige immer eine Ausnahmesituation, geprägt von Angst, Schmerz, Hilflosigkeit, Sorge und vielen weiteren Emotionen. Die Umgebung ist neu, man ist nicht vertraut mit den Abläufen und weiß nicht, was auf einen zukommt. Man muss als Patient ein Stück weit Kontrolle abgeben und sich selbst und seine Gesundheit, ja vielleicht sogar sein Leben, fremden Menschen anvertrauen. Als Angehöriger kann man nicht viel tun, außer beistehen, warten, hoffen. Wartezeiten kommen einem subjektiv länger vor, Geräusche und Gerüche sowie andere Eindrücke werden vielleicht deutlicher wahrgenommen. All das trägt zur Erhöhung des gefühlten Stresslevels bei. Eine gute, von Freundlichkeit und Empathie geprägte Kommunikation ist hier enorm wichtig und von großem Wert. Sie hilft dabei, sich »gut aufgehoben«, wertschätzend wahrgenommen und kompetent behandelt zu fühlen.

Das (Behandlungs-)Team einer Notaufnahme hat hier eine äußerst komplexe Aufgabe zu bewältigen. Die große Variabilität von Patienten und deren Krankheitsbildern, besorgte Angehörige, gefühlt unzählige Telefonate und Anfragen, eine Vielzahl an Mitarbeitern und Disziplinen, mit denen intensiv interagiert werden muss, stellen neben der Belastung durch den Schichtdienst 24/7/365 und den emotionalen Belastungen, die Notfälle und ihre Angehörigen mit sich bringen, extrem hohe Anforderungen dar (Rall 2017). Ein achtsamer Umgang mit sich selbst, eine gesunde Psychohygiene und ein guter Teamgeist stärken die Resilienz und sind wichtig, um Kollegen, Patienten und Angehörigen gerecht werden zu können. Immer wieder muss auch das Notaufnahmepersonal mit Unhöflichkeiten oder gar Beschimpfungen und Bedrohungen umgehen, heikle Situationen deeskalieren und sich im nächsten Moment wieder freundlich zugewandt und kompetent um den nächsten Patienten, Angehörigen, den Rettungsdienst, Zuweiser und unzählige weitere Schnittstellenpartner kümmern. Gleichzeitig müssen die rechtlichen Aspekte beachtet werden, welche die Kommunikation, z. B. mit Angehörigen, ggf. einschränken. Letztere bedürfen nicht selten zusätzliche kommunikative Herausforderungen.

## Literatur

Boudreaux ED, Fiedman J, Chansky ME et al. (2004) Emergency department patient satisfaction: examining the role of acuity, Acad Emerg Med, 11(2), S. 162–168

Gaba DM (1989) Human error in anesthetic mishaps, International Anesthesiology Clinics, 27(3), S. 137–147

Gaba DM, Fish KJ, Howard SK et al. (1994) Crisis Management in Anesthesiology. 2. Aufl. New York: Churchill Livingstone

Haerkens MHTM, Kox M, Lemson J et al. (2015) Crew Resource Management in the Intensive Care Unit: A prospective 3-year cohort study, Acta Anaesthesiologica Scandinavica, 59(10), S. 1319–1329

Hogan B, Fleischer W (2016) Wirksam führen. Ein Leitfaden für Chef- und Oberärzte. Stuttgart: Kohlhammer

Howard SK, Gaba DM, Fish KJ et al. (1992) Anesthesia crisis resource management training: Teaching anesthesiologists to handle critical incidents, Aviation, Space, and Environmental Medicine, 63(9), S. 763–770

Rall M (2017) Crew Resource Management (CRM) in der ZNA. In: Moecke H, Lackner CK, Dormann H et al. (Hrsg.) Das ZNA-Buch. Aufbau, Organisation und Management der Zentralen Notaufnahme. 2. Aufl. Berlin: Medizinisch Wissenschaftliche Verlagsgesellschaft, S. 369–374

Rall M, Gaba DM, Howard SK, Dieckmann P (2010) Human Performance and Patient Safety. In: Miller RD (Hrsg.) Miller's Anaesthesia. Philadelphia, PA: Elsevier, Churchill Livingstone, S. 93–149

Rall M, Schmid K, Langewand S et al. (2020) Crew Resource Management (CRM) für die Notaufnahme: Strategien zur Fehlervermeidung und Optimierung der Teamarbeit. Stuttgart: Kohlhammer

Rogers CR (1983) Die klientenzentrierte Gesprächspsychotherapie. Client-Centered Therapy. 20. Aufl. Frankfurt am Main: FISCHER Taschenbuch

Schulz von Thun F (2019) Miteinander reden – Band 1 bis 4. (Sonderausgabe Okt. 2019). Hamburg: Rowohlt Taschenbuchverlag

Shannon CE (1948) A Mathematical Theory of Communication, Bell System Technical Journal, 27(3), S. 379–423

Tewes R (2010) »Wie bitte?« – Kommunikation in Gesundheitsberufen. Berlin, Heidelberg: Springer

Watzlawick P, Beavin J, Jackson D (2017) Menschliche Kommunikation: Formen, Störungen, Paradoxien. 13. Aufl. Bern: Hogrefe AG

Welch S (2010) Twenty Years of Patient Satisfaction Research Applied to the Emergency Department: A Qualitative Review, Am J Med Qual, 25, S. 64–72

Weitbrecht C (2017a) Strafrechtliche Verantwortung und zivilrechtliche Haftung bei Patientenschäden; Organisationsverschulden. In: Moecke H, Lackner CK, Dormann H et al. (Hrsg.) Das ZNA-Buch. Aufbau, Organisation und Management der Zentralen Notaufnahme. 2. Aufl. Berlin: Medizinisch Wissenschaftliche Verlagsgesellschaft, S. 450–454

Weitbrecht C (2017b) Aufklärung und Einwilligung des Notfallpatienten. In: Moecke H, Lackner CK, Dormann H et al. (Hrsg.) Das ZNA-Buch. Aufbau, Organisation und Management der Zentralen Notaufnahme. 2. Aufl. Berlin: Medizinisch Wissenschaftliche Verlagsgesellschaft, S. 459–466

Weitbrecht C (2017c) Dokumentationspflicht und Schutz der Daten. In: Moecke H, Lackner CK, Dormann H et al. (Hrsg.) Das ZNA-Buch. Aufbau, Organisation und Management der Zentralen Notaufnahme. 2. Aufl. Berlin: Medizinisch Wissenschaftliche Verlagsgesellschaft, S. 467–469

Weitbrecht C (2017d) Schweigepflicht und Datenschutz. In: Moecke H, Lackner CK, Dormann H et al. (Hrsg.) Das ZNA-Buch. Aufbau, Organisation und Management der Zentralen Notaufnahme. 2. Aufl. Berlin: Medizinisch Wissenschaftliche Verlagsgesellschaft, S. 480–483

# 2 Unterscheidung Krise und Trauma

*Georg Johannes Roth und Martin Schniertshauer*

## 2.1 Was ist eine traumatische Krise?

Wenn von Krise und Trauma gesprochen wird, so kursieren viele Begriffsdefinitionen und eine Trennung ist meist unscharf. Je nach Quelle und Kontext werden die Themen leider oftmals vermischt und miteinander in Verbindung gebracht. In der Tat geht es bei Krise und Trauma im Kontext Notaufnahme immer um die im Vordergrund stehende Notfallsituation.

Gerade bei diesen Begrifflichkeiten ist eine genaue Abgrenzung entscheidend. Schon bei der Frage der Zuständigkeit nach der optimalen und professionellen Begleitung in Krisensituationen ist diese Frage kritisch zu stellen. Aufgrund der Verschiedenheit der Notfallsituationen und dem Erleben dieser von Patienten, Angehörigen und professionellen Helfern muss eine klare Trennschärfe erkennbar sein, um Kompetenz und Qualifizierung der Krisenbegleiter festzulegen. Seit vielen Jahren werden Begriffe wie Krise, Trauma und Traumatisierung fast schon von vielen Akteuren inflationär verwendet. Das birgt Risiken in der Erkennung von Grenzen im Hinblick auf die Begleitung von Betroffenen und lässt Personen evtl. falsch oder unversorgt zurück. Wichtig ist festzustellen, dass Personen Notfallereignisse und die Folgen daraus unterschiedlich erleben und Bewältigungsstrategien entwickeln, die unterschiedlicher nicht sein könnten. Schon der Begriff *Notfall* lässt viel Spielraum und so spielen vor allem subjektive Erlebensmuster eine große Rolle für die persönliche Einstufung eines Notfallereignisses. Auch die daraus resultierende psychische Beeinträchtigung regelt diese individuellen Einschätzungen (vgl. Lasogga & Gasch 2008). Eine mögliche Notfall-Definition ist folgende:

> »Notfälle sind Ereignisse, die aufgrund ihrer subjektiv erlebten Intensität physisch und/oder psychisch als so beeinträchtigend erlebt werden, dass sie zu negativen Folgen in der physischen und/oder psychischen Gesundheit führen können. Von Notfällen können Einzelpersonen oder Gruppen betroffen sein«
> (Lasogga & Gasch 2008, S. 19).

Mitchel und Everly beschrieben 2002 weitere Kennzeichen für Notfallsituationen:

- Notfälle treten plötzlich auf.
- Betroffene sind überrascht.
- Betroffene sind unvorbereitet.

- Betroffene sind überwältigt von der Intensität des Geschehens.
- Notfälle dauern relativ kurz.

Bei einigen Notfallereignissen, wie z. B. Vulkanausbrüchen oder Lawinenunglücken, treffen nicht alle oben beschriebenen Kennzeichen zu. So treten gewisse Notfälle nicht akut und plötzlich auf, sondern Personen werden evtl. vorgewarnt. Auch die Dauer von erlebten Notfallsituationen kann unterschiedlich kurz und lang sein und von Betroffenen beurteilt werden – man denke an eine Geiselnahme in einer Bankfiliale bzw. den übersehenen Verkehrsunfall bei Nacht auf einer wenig befahrenen Landstraße. Auch die unterschiedlichen Sichtweisen spielen in der individuellen Notfall-Einschätzung eine Rolle. Z. B. hat das Alter der Betroffenen einen Einfluss auf das Notfall-Erleben, was mit Erfahrungen und Erfahrungsabgleich im Rahmen der Lebensbiografie zusammenhängt (vgl. Lasogga & Gasch 2008).

Beim Abgrenzen der Begriffe *Notfall* und *Trauma* hilft es, mehrere Perspektiven und Blickrichtungen einzunehmen. Hinweis: Im weiteren Kapitelverlauf wird auf Trauma und Traumatisierung im Speziellen eingegangen. Eine mögliche Unterscheidung des Erlebens von Trauma und Traumata (vgl. Lasogga & Gasch 2008) ist:

- *Trauma als Ereignis:* Das erlebte Ereignis wird vom Betroffenen selbst als traumatisierend eingeschätzt. Je nach Ereignis kann dies von Personen unterschiedlich eingeschätzt werden und gilt somit nicht für alle. Es ist also nicht richtig, von Trauma bzw. Traumatisierung per se zu sprechen. In der professionellen Betrachtung kann und sollte man von potenziell traumatisierenden Ereignissen und potenzieller Traumatisierung sprechen. »Ob ein potenziell traumatisierendes Ereignis zu negativen Folgen führt, hängt somit neben den Ereignisfaktoren von den Moderatorvariablen des Betroffenen und der Intervention ab« (Lasogga & Gasch 2008, S. 20).
- *Trauma als Folge:* Bei der Sichtweise ist der Mechanismus einer Traumatisierung mit den einhergehenden Symptomen klarer zu verstehen. Ein Trauma ist also nicht das Notfallereignis als solches, sondern die daraus entwickelte Folge und der später eintretende Zustand. Der Betroffene ist potenziell traumatisiert, nicht der Notfall und das Notfallgeschehen sind das Trauma.
- *Trauma als Ereignis und dessen (negative) Bewertung:* »Bei dieser Definition steht sowohl das äußere Ereignis als auch dessen Bewertung durch den Betroffenen im Vordergrund. Ob ein Notfall ein Trauma darstellt, hängt demnach sowohl vom äußeren Ereignis als auch von der Bewertung des Notfalls durch das Individuum ab« (Lasogga & Gasch 2008, S. 21).

Je nach Definition und Betrachtungsweisen des Begriffs Trauma gibt es unterschiedliche Daten und Zahlen – wie viele Personen mit einem potenziell traumatischen Erleben/Ereignis konfrontiert sind, wie viele davon negative und traumaspezifische Reaktionen angeben und dies auch als Trauma bzw. Traumata ansehen.

Neben Notfall und Trauma ist in der Notfallpsychologie der Begriff der *Krise* relevant, da er u. a. mit dem Begriff *Notfall* synonym verwendet wird. Auch löste *Krise* in Politik, Medien und Management die Begrifflichkeit *Katastrophe* ab. Ähnlich wie beim Trauma-Begriff erlebt auch die Krise eine geradezu unkomplizierte und schnelle Wortverwendung. So bleibt der Begriff *Krise* ebenfalls unscharf in vielen Publikationen und Anwendungsbeispielen. Unterscheiden kann man die psychosoziale Krise in die traumatische und in die Veränderungskrise.

> »Eine psychosoziale Krise bedeutet den Verlust des seelischen Gleichgewichts, wenn Ereignisse oder Lebensumstände nicht bewältigt werden können. Art und Ausmaß der Ereignisse oder Umstände überfordern den Betroffenen. Die zur Verfügung stehenden Möglichkeiten und Ressourcen reichen zur Bewältigung der neuen Situation nicht mehr aus. Früher erworbene Fähigkeiten und bisher bewährte Hilfsmittel versagen« (Hausmann 2006, S. 25).

Insgesamt kann man sagen, dass Krisen begleitet sind von unterschiedlichen negativen Gefühlen, wie z. B. der Hilflosigkeit und des Versagens. Auch eine Spannung bzw. Anspannung führt häufig zu Angst und sogar Panikattacken oder zu depressiven Episoden und Depressionen.

Bei der traumatischen Krise, ausgelöst durch ein Notfallereignis, ist die psychische Identität und Sicherheit bedroht und das Ereignis wird als schmerzlich und negativ angesehen. »Solche traumatischen Ereignisse sind u. a. Verlust oder Tod eines nahestehenden Menschen, Unfall, Krankheit, Untreue des Partners oder Trennung vom Partner, soziale Kränkung, Gewalt und sexueller Missbrauch, Großschadensereignisse und Naturkatastrophen« (Hausmann 2006, S. 28 f.). Cullberg beschreibt schon 1978 vier Phasen des Krisenverlaufs von traumatischen Krisen: Schock-, Reaktions-, Bearbeitungs- und Neuorientierungsphase (Hausmann 2006).

Veränderungskrisen sind jedoch im Leben von vielen Personen Teil von Veränderungen und Neuorientierungsphasen und somit ein ganz normaler Bestandteil von Lebensabschnitten. Diese Veränderungen ergeben sich, wenn diese größere Umstellungen (sozial, körperlich, psychisch) erfordern, die für betroffene Personen evtl. zu schwierig oder zu umfangreich sind, um sie zu bewältigen. »Kritische Übergangszeiten sind u. a. Pubertät, Verlassen des Elternhauses, Schwangerschaft, Berufswechsel, Entwicklungsstillstand, Pensionierung oder Konfrontation mit dem eigenen Sterben« (Hausmann 2006, S. 29).

Betroffene sind in akuten Krisen oft bemüht, Hilfe anzunehmen und das soziale Netzwerk wie Familie und Freunde an sich ranzulassen. In chronifizierten Krisensituationen zeigt sich häufig jedoch ein ausgeprägtes Vermeidungsverhalten, Isolation und ein sozialer Rückzug. Hier werden Hilfsangebote selten bzw. schwer angenommen. Aus der Krise resultierend können Traumafolgestörungen auftreten, die sich im schlimmsten Fall bis hin zur posttraumatischen Belastungsstörung (PTBS) entwickeln können. Eine gezielte Krisenintervention kann in der Krisensituation eng am Ereignis anknüpfen und eine potenzielle Traumatisierung abschwächen bzw. verlangsamen. Im Setting Notaufnahme sind oft die Notfallereignisse Auslöser für die begrenzten Krisensituationen, mit denen Betroffene und Begleitende konfrontiert sind. Die Auslöser können unterschiedlich gelagert sein und liegen im Auge des Betrachters und der Betroffenen.

## 2.2 Krisenauslöser in der Notaufnahme

Ursprünglich wurde angenommen, dass eine posttraumatische Belastungsstörung ausschließlich durch die Teilnahme an militärischen Kampfhandlungen verursacht wird. Im Gegensatz zu dieser traditionellen Auffassung weiß man heute, dass PTBS durch eine Vielzahl von Ereignissen verursacht werden. Möglich Ereignisse sind Naturkatastrophen, Großschadensereignisse, Terrorismus- und Amoklagen, Straf- und Gewalttaten, Bedrohungen gegenüber der eigenen Person und viele mehr.

Auf den Arbeitsplatz Notaufnahme bezogen, lassen sich mögliche Ereignisse, die zu einer Krise, einer Belastungsreaktion oder auch zu einer posttraumatischen Belastungsstörung führen, in zwei Gruppen einteilen:

1. Ereignisse, die die eigene Person direkt betreffen,
2. Ereignisse, die einen Patienten oder eine andere Person betreffen, aber miterlebt werden.

Bei Ereignissen, die die eigene Person betreffen, ist der in der Notaufnahme tätige Mitarbeiter direkt von Gewalt betroffen und dieser ausgesetzt. Denkbare Szenarien sind Angriffe und Bedrohungen des Klinikpersonals durch Patienten, Angehörige oder andere Personen. Grundsätzlich stellt – vor allem bei langjähriger Tätigkeit – der Arbeitsplatz einen Teil des persönlichen Lebensbereiches dar. Gerade ein gewaltsames Eindringen in diesen Lebensbereich oder eine Gewalterfahrung kann für Betroffene einen Teil des Lebensumfeldes zerstören und zu einer Belastungsreaktion bis hin zur PTBS führen. Charakteristische Faktoren für das Entstehen eines psychischen Traumas sind das unmittelbare Erleben einer lebensbedrohlichen Situation in Verbindung mit Gewalt, schwere Verletzungen und eine Bedrohung der eigenen körperlichen Unversehrtheit, verbunden mit einem Gefühl der Angst und Hilflosigkeit. Hinzu kommt die Tatsache, dass die Gewalt gar nicht unbedingt direkt geschehen muss. Auch die bloße und realistische Angst vor einem Übergriff oder einer Verletzung kann bei ungünstigen Voraussetzungen dazu führen, dass es zur Traumatisierung kommt.

Bei Ereignissen, die der zweiten Gruppe zugeordnet werden können, ist der Mitarbeiter in der Notaufnahme nicht direkt betroffen, muss aber die Situation mehr oder weniger passiv miterleben. Auch wenn es in einer Notaufnahme Alltag ist, schwer erkrankte oder verletzte Patienten zu versorgen und manchmal auch deren Tod mitzuerleben, kann auch dies zu einer Belastungsreaktion führen. Ausschlaggebend hier könnte die Art der

Verletzung, z. B. im Gesicht und Kopfbereich, die Ausprägung der Verletzung mit Entstellung und Verstümmelung, aber auch der Ursprung der Verletzung, z. B. durch eine Gewalttat, Folter und Ähnliches, sein. Zudem kann eine Verbundenheit zum Patienten (subjektiv: das Kind im Schockraum ist im gleichen Alter wie das eigene Kind) dazu führen, dass eine Stressreaktion entsteht. Ein weiterer Grund für die Entstehung einer Krise oder einer Stress- und Belastungsreaktion kann auch die Überzeugung oder die bloße Sorge um ein persönliches Versagen sein, z. B. im Rahmen der Behandlung eines Patienten und der Sorge, dem Patienten Schaden zugeführt zu haben. Auch das Erleben von persönlicher Hilflosigkeit mit Handlungsunfähigkeit, z. B. während eines Notfalls, kann sich als Auslöser einer Krise eignen.

## 2.3 Trauma und Traumafolgestörungen (ICD-11/DSM-5 akute Belastungsreaktion, Anpassungsstörung, posttraumatische Belastungsstörung)

Stellen Sie sich folgende Situation vor:

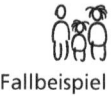

Fallbeispiel

Der junge Notfallpfleger Olaf ist im Spätdienst im Schockraum eingeteilt, als durch die Rettungsleitstelle ein Kind mit Herz-Kreislaufstillstand nach Ertrinken angemeldet wird. Unter laufender Reanimation wird das dreijährige Mädchen vom Rettungsdienst in den Schockraum transportiert. Die Versorgung im Schockraum läuft höchst professionell und medizinisch auf höchstem Niveau. Auch die Führung, Kommunikation, Teamarbeit und das Situationsbewusstsein funktionieren – dank dem hervorragend in CRM geschulten Team – bestens. Dennoch mussten die Reanimationsbemühungen erfolglos eingestellt werden und das Mädchen verstarb im Schockraum. Olaf ist im Schockraumteam und an der kompletten Versorgung beteiligt. Die Patientin erinnert ihn sehr an seine Tochter, die ungefähr im gleichen Alter ist. Das Ganze macht ihn zusätzlich betroffen. Nach der Schockraumversorgung trifft sich das Schockraumteam zu einer Nachbesprechung, in der nochmal festgestellt wurde, dass die komplette Versorgung nicht besser hätte laufen können. Das hilft Olaf, dennoch nimmt er den Fall gedanklich mit nach Hause und kann die erste Nacht auch nicht schlafen. Er erinnert sich regelmäßig an die Patientin, vor allem wenn er seine Tochter sieht, und träumt zweimal von dem Fall. Zudem ist er in sich gekehrt und leicht reizbar, was sonst nicht der Fall ist. Olaf hat bei der Arbeit Probleme, sich zu konzentrieren, und meidet den Schockraum sowie die Versorgung von Kindern. Wenn das Telefon klingelt und die Leitstelle einen Schockraum anmeldet, schreckt

Olaf innerlich auf. Die Symptome klingen nach zwei Wochen deutlich ab. Nach mehreren Gesprächen mit einem Kollegen, der als kollegialer Ansprechpartner auch in der Psychosozialen Notfallversorgung geschult ist, verschwinden die Symptome nach drei Wochen vollständig.

Bei einer *akuten Belastungsreaktion (ASD)* kommt es zu zahlreichen Symptomen als Reaktion auf ein traumatisches Ereignis, das entweder direkt oder indirekt erlebt wurde. Die Diagnose basiert auf den Kriterien, die im Diagnostic and Statistical Manual of Mental Disorders, Fifth Edition (DSM-5) empfohlen werden. Um die Kriterien für die Diagnose zu erfüllen, müssen die Patienten direkt oder indirekt einem traumatischen Ereignis ausgesetzt gewesen sein, und ≥ 9 der folgenden Punkte müssen über einen Zeitraum von drei Tagen bis zu einem Monat vorhanden sein:

- Wiederkehrende, unwillkürliche und belastende Erinnerungen an das Ereignis
- Wiederkehrende Träume von diesem Ereignis
- Flashbacks, bei denen Patienten das Gefühl haben, das Ereignis erneut zu erleben
- Intensive psychologische oder physiologische Belastung, wenn Betroffene an das Ereignis erinnert werden (z. B. durch Betreten eines ähnlichen Ortes)
- Unfähigkeit, positive Emotionen zu erleben (z. B. Glück, Zufriedenheit, liebevolle Gefühle)
- Ein veränderter Realitätssinn (z. B. das Gefühl von Benommenheit, verlangsamter Zeit, veränderte Wahrnehmungen)
- Unfähigkeit, sich an einen wichtigen Teil des traumatischen Ereignisses zu erinnern
- Die Bemühungen, die quälenden Erinnerungen, Gedanken oder Gefühle, die mit dem Ereignis in Zusammenhang stehen, zu vermeiden
- Die Bemühungen, externe Erinnerungen (Menschen, Orte, Gespräche, Aktivitäten, Aufgaben, Situationen) zu vermeiden, die mit dem Ereignis in Zusammenhang stehen
- Schlafstörungen
- Reizbarkeit oder Wutausbrüche
- Hypervigilanz
- Konzentrationsschwierigkeiten
- Schreckhaftigkeit

Darüber hinaus müssen die Manifestationen bedeutendes Leiden verursachen oder soziale bzw. berufliche Funktionen wesentlich beeinträchtigen. Die Symptome dürfen nicht der physiologischen Wirkung einer Substanz oder einer anderen medizinischen Erkrankung zuzuschreiben sein (vgl. APA 2013).

Halten die Symptome über einen Zeitraum von mindestens mehreren Wochen an und verursachen eine erhebliche Beeinträchtigung im persönlichen, beruflichen und sozialen Bereich, spricht man von einer *posttrauma-*

*tischen Belastungsstörung (PTBS)*. Im ICD-11 (International Classification of Diseases, 11. Revision) müssen folgende Kriterien für eine Diagnose erfüllt sein:

- Wiedererleben des traumatischen Ereignisses oder der Ereignisse in Form lebendiger aufdringlicher Erinnerungen, Rückblenden oder Albträume. Das Wiedererleben kann über eine oder mehrere sensorische Modalitäten erfolgen und wird typischerweise von starken oder überwältigenden Emotionen, insbesondere Angst oder Entsetzen, und starken körperlichen Empfindungen begleitet.
- Vermeidung von Gedanken und Erinnerungen an das Ereignis oder Vermeidung von Aktivitäten, Situationen oder Personen, die daran erinnern
- Anhaltende Wahrnehmung einer erhöhten aktuellen Bedrohung (z. B. Hypervigilanz oder eine verstärkte Schreckreaktion auf Reize, wie unerwartete Geräusche)

Ebenso im ICD-11 enthalten ist die Diagnose der *Komplexen-PTBS*, welche dann gegeben ist, wenn es sich um ein Ereignis oder Trauma handelte, das lange andauerte und aus dem ein Entkommen nicht möglich war (z. B. Folter, sexueller Missbrauch), die Symptome der oben beschriebenen PTBS erfüllt sind und die Betroffenen von einem extremen Gefühl des Versagens und der Wertlosigkeit sowie von Scham- und Schuldgefühlen begleitet werden (vgl. WHO 2018).

Unter Berücksichtigung der oben genannten Symptome deutet die Situation von Olaf auf eine akute Belastungsreaktion hin, denn seine Symptome verbessern sich deutlich und verschwinden innerhalb eines Monats wieder. Die Schockraum-Nachbesprechung und das Gespräch mit dem kollegialen Ansprechpartner haben hierbei sicherlich geholfen.

Merke

Halten die Symptome der Betroffenen über einen längeren Zeitraum an und/oder erfüllen die Kriterien einer posttraumatische Belastungsstörung, muss unbedingt professionelle Hilfe in Anspruch genommen werden.

### Literatur

APA, American Psychiatric Association (Hrsg.) (2013) Diagnostic and Statistical Manual of Mental Disorders (DSM-5). Arlington: American Psychiatric Publishing
Hausmann C (2006) Einführung in die Psychotraumatologie. Wien: UTB Facultas.
Lasogga F, Gasch B (2008) Definitionen. In: Lasogga F, Gasch B (Hrsg.) Notfallpsychologie: Lehrbuch für die Praxis. Heidelberg: Springer Medizin, S. 19–28
WHO, World Health Organization (Hrsg.) (2018) International classification of diseases for mortality and morbidity statistics (11th Revision) (https://icd.who.int/browse11/l-m/en, Zugriff am: 04.03.2021)

# 3 Kommunikation mit Angehörigen und Betroffenen

*Georg Johannes Roth und Kerstin Kunz*

## 3.1 Die spezielle Situation der Angehörigen

Die spezielle Situation der Angehörigen in der Notaufnahme hat sich in den letzten Jahren und Jahrzehnten genau so verändert wie die der Patienten. Je nach Ausmaß der Verletzung oder Erkrankung der Patienten sind Angehörige einem Spannungsfeld ausgesetzt, das in Zeiten von gestiegenen Fallzahlen und komplexeren Krankheitsbildern sehr weit auseinanderklafft.

Notaufnahmen sind oft der erste Anlaufpunkt für Angehörige in der Klinik und bilden die erste innerklinische Versorgungsstufe. Somit sind die Erwartungen an eine rasche Hilfe groß und sorgen regelmäßig für konfliktbehaftete Situationen. In einer Notfallsituation sind Angehörige unterschiedlich belastet und betroffen. Sie benötigen je nach Schwere der Erkrankung oder Verletzung der Patienten Hilfe und Unterstützungsangebote (vgl. Lasogga & Gasch 2004).

Grundsätzlich sind Angehörige in unterschiedlichen Rollen in Notaufnahmen anzutreffen. Zum Beispiel begleiten Angehörige Patienten mit ihrem Privat-PKW in die Klinik, sie begleiten Patienten mit dem Rettungsdienst oder kommen zeitgleich oder später in der Notaufnahme an. Auch können Angehörige als Augen- oder Notfallzeugen direkt von einem Notfallereignis betroffen sein (vgl. Lasogga & Gasch 2004). Sie stehen in unterschiedlichen Beziehungen zu Patienten: Sie sind Eltern, Großeltern, Familienangehörige, Bekannte, Nachbarn, Freunde, Ehepartner oder vom gleichen Notfallereignis Betroffene. Alle haben unterschiedliche Bedürfnisse und Erwartungen an das Notaufnahmepersonal und sind mit Strukturen und Rahmenbedingungen in der Notaufnahme konfrontiert, die sie wenig bis gar nicht kennen. Diese wenige Kenntnis oder Unkenntnis schafft Unsicherheit und variable Wartezeiten (vgl. Quernheim 2017).

Die Kommunikation mit Angehörigen ist von vielen Faktoren abhängig. Räumliche Gegebenheiten für Wartesituationen, die Qualität der ersten Begegnung mit Mitarbeitenden am Empfang oder aus dem Pflege- und Behandlungsteam, die emotionale Beteiligung oder die Einbeziehung der Angehörigen in Entscheidungen und Behandlungsprozesse sind nur wenige variable Faktoren, die positiv oder negativ verstärkend auf Angehörige wirken können. Herausfordernd sind die rechtlichen Bestimmungen rund um die Themen Datenschutz und Schweigepflicht und die zu schützende Intim- und Privatsphäre von Patienten. Pflegepersonen und Ärzte bewegen sich in einem Spagat von diversen Rechtsgrundlagen, die in der Kommunikation mit Angehörigen zu beachten sind. Wichtige Aspekte der Datenschutz-Grundverordnung, des Grundgesetzes, des Strafgesetzbuches , der Sozialgesetzbücher und das Persönlichkeitsrecht gilt es zu berücksichtigen (vgl. Stemmler & Hecker 2017). Zudem gibt es unterschiedliche zwischenmenschliche (familiäre) Konstellationen, die zu beachten sind. Im initialen Erstkontakt sind Angehörige in den ersten Anamnese- und Behandlungssituationen in einer passiven Gastrolle. Diese Passivität sorgt mitunter für Unsicherheit, Überforderung, Angst und Unverständnis, die mit der Unkenntnis einhergeht, Behandlungs- und Kommunikationsprozesse einschätzen zu können. Zusammenfassend lässt sich sagen, dass die Haltung von Mitarbeitenden in der Notaufnahme gegenüber Angehörigen und Patienten als hilfs- und informationsbedürftige Personen die Grundlage einer wertschätzenden, kommunikativ-professionellen Beziehung darstellt, die zeitlich auf den Behandlungsprozess beschränkt ist:

Merke

Eine gelingende, empathische und zielgerichtete Kommunikation als Schlüssel führt zum Beziehungserfolg mit Angehörigen in der Notaufnahme (vgl. Mantz 2019).

## 3.2 Die (zentrale) Notaufnahme als Visitenkarte der Klinik

Die Zentrale Notaufnahme ist eine wichtige Schnittstelle zwischen ambulanter und stationärer medizinischer Versorgung. Hier finden sich Patienten ein, welche als akuter Notfall mit dem Rettungsdienst oder Notarzt gebracht werden, Patienten, welche mit einem akuten Problem beim niedergelassenen Arzt waren und von diesem notfallmäßig eingewiesen werden, genauso wie Patienten, die als Selbsteinweiser mit akuten Gesundheitsproblemen erscheinen oder mit Problemen, die im ambulanten Bereich nicht schnell genug versorgt werden können (Facharzttermin).

In der Zentralen Notaufnahme findet für Notfallpatienten und ihre Angehörigen der Erstkontakt mit der Klinik statt. Die Betreuung, die Menschen in einer Notfallsituation erfahren, welche von Angst, Schmerz und Sorge geprägt ist, stellt eine einschneidende Erfahrung dar und hat starken imagebildenden Einfluss für die gesamte Klinik. Denn das hier Erlebte bleibt im Gedächtnis und wird weitergegeben an Verwandte, Bekannte, Kollegen und weiterbehandelnde Ärzte. In den sozialen Medien und auf Bewertungsportalen wird es ebenfalls geteilt. Dabei ist es unerheblich, ob die Selbstwahrnehmung der eigenen Situation als Patient oder Angehöriger mit der Fremdwahrnehmung des Behandlungsteams übereinstimmt oder nicht (vgl. Hogan & Fleischer 2016). Die Qualität der notfallmedizinischen Versorgung in den Notaufnahmen ist ein klarer Indikator für die Qualität des gesamten Krankenhauses und wird auch so wahrgenommen.

Zentrale Notaufnahmen sind Knoten- und Kommunikationspunkte für die Notfallprozesssteuerung in die Klinik hinein und in den ambulanten Bereich hinaus. Hohe Patientenzahlen, hohe diagnostische Dichte, zeiteffizientes Arbeiten, strikte Konzentration auf den Patientennutzen, garantierte Patientensicherheit, reibungslose medizinische und organisatorische Prozesse, gekonnte Kommunikation mit Vertragsärzten und Fachabteilungen, Teilnahme an Versorgungsnetzwerken sowie Einweiser- und Mitarbeiterbindung sind Teil der täglichen Arbeit.

Die Notaufnahmen sind ein Aushängeschild, welches darauf schließen lässt, wie erfolgreich das gesamte Klinikum es schafft, auch in schlecht planbaren Situationen, die Notfälle nun einmal sind, Kompetenzen zum Wohl akut erkrankter Patienten zu bündeln (vgl. Dodt 2017). Patienten wählen ihr Krankenhaus nach dem Prinzip der Kompetenzvermutung, sie gehen dorthin, wo sie denken, medizinisch gut versorgt zu werden. Sie wählen das Krankenhaus, das ihre Bedürfnisse am besten erfüllt. Entscheidend ist hier auch der Ruf eines Hauses (vgl. Walker 2017). Und auf diesen hat die Zentrale Notaufnahme einen nicht zu vernachlässigenden Einfluss.

## 3.3 Erstkontakt mit und Erwartungen und Bedürfnisse von Angehörigen in der Notaufnahme

Angehörige erleben es als äußerst negativ, wenn sie vom Patienten getrennt werden und nicht in dessen Behandlung in der Notaufnahme einbezogen werden. Umgekehrt empfinden sie es als sehr positiv, wenn ihnen die Möglichkeit der Anwesenheit selbst bei invasiven Prozeduren gegeben wird (vgl. Boudreaux et al. 2002).

Angehörige werden sowohl von äußeren Faktoren, wie z. B. fremdes Umfeld, fremde (Fach-)Sprache und Medizintechnik, als auch von inneren Bedingungen wie z. B. emotionale Belastung, Ungewissheit, Sorgen, Angst vor Verschlechterung des Zustandes oder gar Tod des Patienten, Hilflosigkeit und Ohnmacht beeinflusst. Sie haben ein Bedürfnis, dem Patienten nahe sein zu können und ihn aktiv zu unterstützen – dies sowohl als Ausdruck der Anteilnahme als auch als Mittel gegen das Gefühl der Ohnmacht. Sie wollen Information über den Zustand des Patienten und darüber, wie es weitergeht. Sie möchten, dass ihre Sorgen und Nöte wahrgenommen und ihre emotionale Situation akzeptiert wird.

Aufgrund dieser besonderen Situation, auch für die Angehörigen in der Notaufnahme, führen diese Bedürfnisse manchmal zu emotionalem Ausdruck im Sinne von Aggression und Wut, Vorwurfshaltung, Hilflosigkeit, Unsicherheit, Angst und Anspruchsdenken (vgl. Fleischmann 2017). Ein frühzeitiger Erstkontakt mit Angehörigen ist grundsätzlich zu empfehlen – insbesondere bei Patienten, welche selbst nicht in der Lage sind, sich zu äußern (z. B. Demenzkranke, bewusstlose Patienten), oder in Situationen, in denen zusätzliche Angaben von Angehörigen zur Vorgeschichte, zur Medikation, zu Allergien, zur häuslichen Versorgung (z. B. bisher Selbstversorger ohne Unterstützung, aktuell jedoch unterstützungsbedürftig) oder zu Sonstigem (z. B. Änderung des Allgemeinzustandes, Vorhandensein einer Patientenverfügung etc.) für die weitere Diagnostik und Behandlung wichtig sind. Nichtsdestotrotz muss auf verschiedene Dinge Rücksicht genommen werden. Hier anzuführen sind z. B. der Wunsch des Patienten, die Datenschutz-Grundverordnung und die ärztliche Schweigepflicht. Dies bedingt, dass der Patient grundsätzlich sein Einverständnis dazu geben muss, ob mit dem Angehörigen überhaupt gesprochen werden darf oder ob der Angehörige zum Patienten gelassen werden darf. Bei Ablehnung durch den Patienten muss diese Entscheidung dem Angehörigen so auch mitgeteilt werden. Ein solches Gespräch erfordert ebenfalls Authentizität, Empathie und Kommunikationskompetenz.

## 3.4 Wie richtig warten? Wartesituation und Wartemanagement

Das Phänomen Warten ist jedem bekannt: das Warten beim Zahnarzt, das Warten auf einen Vorstellungstermin, das Warten in der Supermarktschlange. Warten ist anstrengend und erzeugt je nach Situation Angst und Stress. Zwischen dem 11. und 14. Jahrhundert wurde Warten mit »auf etwas Acht geben, etwas beschützen« assoziiert und in diesem Fall eine positive Bewertung beigemessen. Auch heute gibt es noch positive Warteerlebnisse, die mit Spannung und Freude verknüpft sind, wie z. B. das Warten auf das Christkind, auf Geburtstage, auf die Geburt eines Kindes oder auf andere wichtige freudige Ereignisse (vgl. Quernheim 2017). Das Warten in der Notaufnahme jedoch kann je nach Situation der Betroffenen mit existentiellen Gefühlen verknüpft werden. Diese negativen Gefühle der Unsicherheit haben Einfluss auf die Kommunikation und die auf Fähigkeit, Informationen zu verarbeiten, und wirken auf die Wahrnehmung und Beurteilungsfähigkeit von Situationen (vgl. Abati 2019). Einige herausfordernde Situationen, in denen Angehörige in der Notaufnahme warten, sind folgende:

- Während Schockraum- und Polytraumaversorgungen
- Wenn Patienten nicht ansprechbar sind
- Während laufender Reanimation
- Bei unklaren Notfallsituationen, Diagnosen und Therapien
- Wenn sich der Gesundheitszustand akut verschlechtert
- Bei potenziell lebensbedrohlichen Erkrankungen u. v. m.

- Wenn als Angehöriger grundsätzlich kein Kontakt zu betroffenen Patienten in den o. g. Beispielen hergestellt werden kann

Warten hat neben zeitraubenden, stress- und angstmachenden Aspekten auch einen negativen Einfluss auf die Patientensicherheit, Behandlungsergebnisse und Kosten. Der Hauptaspekt liegt jedoch in der Verschlechterung der Patienten- und Angehörigenzufriedenheit (vgl. Fleischmann & Amler 2017). Warten beschreibt einen Zustand des bewussten und unbewussten Erlebens, wie die Zeit vergeht, und dabei eine erwartete Situation, Kommunikation oder Information, die ausbleibt. Pflegewissenschaftlich kann man Warten auch phänomenologisch mit dem Konzept der Hoffnung verbinden, verknüpft mit dem Glauben, ein oder kein Ziel vor Augen zu haben (vgl. Quernheim 2017).

In der Notaufnahme greifen bspw. unterschiedliche Arten des Wartens (vgl. Quernheim 2017):

- *Systembedingtes Warten:* Die Notaufnahme ist eingebettet in eine Organisations- und Systemstruktur mit geregelten und standardisierten Abläufen.
- *Dauer der Reaktion nach Anfrage/Nachfrage:* Wie schnell reagieren Mitarbeitende am Empfang oder bei der Ersteinschätzung auf Fragen und Informationen von Patienten und Angehörigen?
- *Verpflichtung zur Behandlung:* Die Zeit des Wartens, in der Patienten und Angehörige auf die (dringende) Behandlung warten, die verpflichtend ist.
- *Angabe des Zustands »Notfall«, um nicht warten zu müssen:* Ein in den letzten Jahren zunehmendes Phänomen in Notaufnahmen, das sich für Notaufnahmepersonal kommunikativ herausfordernd und mitunter konfliktbeladen entwickeln kann.

Aus den Arten des Wartens ergeben sich im Bereich der Notaufnahme klare Anlässe des Wartens: Warten auf Diagnostik und Therapie, Warten auf Weiterverlegung oder Entlassung und das Warten auf den Tod, bspw. im Rahmen einer Polytraumaversorgung.

Zur Wartezeit lässt sich sagen, dass diese subjektiv als lang oder kurz empfunden wird.

> **Die Wartezeit-Formel am Beispiel (nach Quernheim 2017)**
>
> Objektive Wartezeit (in Minuten) × Wartequalität = subjektive Wartezeit
>
> - Patienten/Angehörige nehmen 45 Minuten warten in positiver Stimmung wie 30 Minuten wahr.
> - Patienten/Angehörige nehmen dagegen 45 Minuten warten in negativer Stimmung wie 90 Minuten wahr.

Merke

## 3 Kommunikation mit Angehörigen und Betroffenen

Merke

Das bedeutet: *Die Wartezeit in positiver Stimmung wird subjektiv als kürzer erlebt.*

Zeitangaben werden mit der richtigen Kommunikation, punktuellen Informationen und der Haltung gegenüber Patienten und Angehörigen verschieden wahrgenommen.

Merke

**Die Formel für Zeitangaben beim Warten (nach Quernheim 2017)**

- Beispiele: »Ich komme gleich zu Ihnen!«, »Es dauert nicht mehr lange!« etc.
- Richtige Information + bestimmte Wartezeit = angenehme Situation
- Falsche Information + unbestimmte Wartezeit = unangenehme Situation

Quernheim (2017) beschreibt in »Warten aber richtig!« eine sogenannte Wartedramaturgie, die zwei Typen von wartenden Personen in der Notaufnahme kategorisiert. Zum einen »nervöse und ängstlich Wartende« und zum anderen »ruhig und gelassene Wartende«. Bei beiden Personengruppen gibt es auch Mischformen, wenn bspw. unvorhergesehene Situationen im Behandlungsprozess auftreten (z. B. Verzögerung des Wartezeitraumes durch eine laufende Reanimation o. Ä.). Mit dem sogenannten »Breaking Point«, dem Zeitpunkt, der eine Umkehr der bisherigen Wartestrategie mit sich bringt, kann sich auch das Verhalten hin zu Resignation, Hoffnung auf Nicht-Information (z. B. frustrane Diagnose), Hoffnung auf Verschiebung von Therapie/Behandlung bis hin zur Eskalation in der Wartedynamik entwickeln. D. h. ruhig und gelassene Wartende werden zu nervösen und ängstlichen Personen oder die Situation eskaliert im Sinne von Unverständnis, verbaler und nonverbaler Eskalation etc. Worauf kommt es jetzt beim guten Wartemanagement an? Wie gelingen eine professionelle Wartekultur und ein Wartemanagement?

Empfehlung

**Wenn es darauf ankommt! Was Wartenden und Angehörigen in der Notaufnahme hilft (vgl. Quernheim 2017; Roth 2014)**

- Ein freundlicher erster Eindruck, Nennen des eigenen Namens (Nachnamen) und der Rolle
- Das Gefühl, ernst genommen zu werden
- Klärung der eigenen Rolle als Pflegeperson (für was bin ich hier?)
- Überprüfung der eigenen Haltung gegenüber Wartenden (sich in die Lage des Gegenübers versetzen)
- Bezugskontakt herstellen (»Ich bin für Sie zuständig!«), Gespräch hat einen vertraulichen Charakter

- Authentisch und kongruent kommunizieren
- Kommunikation in schwierigen und unklaren Situationen mit Bedacht wählen und sich ausreichend vorbereiten
- Klar verständlich auf allen Kommunikationsebenen kommunizieren – verbal, nonverbal und paraverbal
- Saubere Berufskleidung und ein gepflegtes Äußeres unterstützen die nonverbalen Empfangskanäle.

**Unterstützende Maßnahmen und Rahmenbedingungen für positive Wartesituationen (vgl. Quernheim 2017)**

- Wartende registrieren eine gute Team-Performance und gute Teamabsprachen.
- Gegenseitiges positives Bestärken und Verbessern innerhalb des Teams (Kaizen)
- Zeitnahe Informationen an Angehörige und Wartende bei Verzögerungen, die normal sind und auftreten können
- Informationen zu Triagierung, Ersteinschätzung und Warteprocedere via Informationsbroschüren transparent machen
- Gastgeber sein im Sinne eines aufgeräumten Eindrucks im Wartebereich, Herstellen eines Willkommensgefühls mit freundlichen Transparenten
- Stets freundlich bleiben und auf die Bedürfnisse der Wartenden eingehen (auch bei eskalativer und schlechter Stimmung)
- Langeweile aktiv durch Informationsangebote (analog und digital) vorbeugen
- Möglichkeiten zum Trinken (Kalt- und Warmgetränke) anbieten
- Wenn möglich, Angehörige und Wartende in schwierige Situationen integrieren
- U. v. m.

Zum Thema Warten muss abschließend festgehalten werden:

»Ein letzter, jedoch wichtiger Grundsatz der Psychologie des Wartens weist darauf hin, dass das Warten alleine viel unangenehmer und subjektiv empfunden länger ist als das Warten in Begleitung. Dies, verbunden mit der Angst reduzierenden Wirkung einer begleitenden vertrauten Person, ist einer der Gründe, warum Patienten und Angehörige in der Notaufnahme nicht getrennt werden sollten. Dies gilt nicht nur für Kinder, sondern für jedes Lebensalter« (Fleischmann & Amler 2017, S. 78).

Insgesamt lässt sich sagen, dass dem Warten in Einrichtungen des Gesundheitswesens eine zunehmende Bedeutung beigemessen wird. Das Transparentmachen von Abläufen, Kompetenzen, Ressourcen und Belastungen machen für Angehörige und Wartende die Situationen verständlicher und erklärbarer.

»Die Verkürzung der Wartezeit allein führt oft jedoch noch nicht zu einer Verbesserung der Patientenzufriedenheit. Ebenso wichtig ist es, die verbleibende Wartezeit so zu gestalten, dass sie als weniger belastend empfunden wird. An dieser Stelle setzt das sogenannte Perzeptions-Management an, das sich dazu verschiedener Maßnahmen, wie etwa Schmerzbekämpfung, Angstreduktion, Gestaltung der Wartezeit oder Trennung der Patientenströme, bedient« (Fleischmann & Amler 2017, S. 78).

So ist das Thema Warten und Wartemanagement in Notaufnahmen noch ein junges und es gibt bis dato wenig Daten und Publikationen zu den Themen. Wichtig ist, dass mit einem professionellen und empathischen Handeln angespannte Wartesituationen mit bereits einfachen Mitteln entschärft werden können. Die Grundlage einer optimalen Wartesituation basiert auf dem ersten freundlichen und verständnisvollen Eindruck sowie auf einer guten räumlichen Warteinfrastruktur. Hier sollte bedacht werden, dass neben dem gewöhnlichen Wartebereich auch noch Räume geschaffen werden, in denen Personen in kritischen (Schmerz-)Situationen in Ruhe und abgeschirmt warten können. Bei allem hilft das Hineinversetzen in die andere Person – in die Patientinnen und Patienten sowie in die Angehörigen.

## 3.5 Angehörige jederzeit willkommen?

Häufig müssen Angehörige erst einmal warten und dürfen nicht sofort nach Eintreffen in der Notaufnahme zum Patienten. Die Triage, die Übergabe vom Rettungsdienst, das Umlagern in einen Behandlungsraum, die ersten diagnostischen Maßnahmen (Anschließen an das Monitoring, Entkleiden, Blutentnahme, Schreiben eines EKGs etc.) finden nicht selten ohne die Angehörigen statt, insbesondere in Notfallsituationen. Gleichwohl begeben sich auch Angehörige von Notfallpatienten kaum freiwillig und gern in eine Notaufnahme. Sie werden durch einen Notfall dazu gezwungen, welcher ihnen einen Teil ihrer Entscheidungsfreiheit nimmt und sie in eine abhängige Lage zwingt. Sie finden sich dort in einer meist fremden Umgebung, haben Sorgen und Ängste, die Abläufe sind ihnen fremd. Sie fühlen sich hilflos und die Trennung vom Patienten verstärkt dieses Empfinden. Unter diesen Umständen sind sie besonders sensibel gegenüber der Weise, wie sie behandelt werden. Freundlichkeit und Einfühlungsvermögen sind hier von besonderer Bedeutung. Angehörige sind häufig kritischer in der Beurteilung der Behandlung in der Notaufnahme als die Patienten selbst. Dies könnte in der sachlich nicht immer begründeten Trennung von Patienten und Angehörigen in der Notaufnahme liegen, welche in nicht unerheblichem Maße das Entstehen von Zufriedenheit und den Eindruck von Qualität beeinflusst (vgl. Fleischmann 2017). Dies sollte allen am Behandlungsprozess beteiligten Personen bewusst sein.

Probleme mit der Anwesenheit von Angehörigen in der Notaufnahme sind wesentlich seltener als Ärzte und andere Mitarbeiter der Notaufnahme vermuten (vgl. Boudreaux et al. 2002). Gleichwohl müssen hier sowohl das Interesse und der Wunsch des Patienten sowie dessen Versorgung als auch die Datenschutz-Grundverordnung und die Schweigepflicht berücksichtigt werden. Der Patient muss mit der Anwesenheit des Angehörigen einverstanden sein und auch seine Erlaubnis dazu geben, dass dieser in den Behandlungsprozess einbezogen wird. Es gibt durchaus Situationen, in denen eine Anamnese zielführender in Abwesenheit eines Angehörigen durchgeführt werden kann. Sei es, weil der Patient sonst kaum zu Wort kommt und der Angehörige sich zu viel einmischt, weil der Patient sich evtl. in Bezug auf bestimmte Angelegenheiten schämt und diese nicht anspricht, weil es die Intimsphäre des Patienten verletzt oder ggf. gar weil der Angehörige »Teil des aktuellen Problems« ist (z. B. Misshandlung, Missbrauch etc.). All diese Faktoren haben Einfluss auf das »Willkommen-Sein« von Angehörigen in der Notaufnahme und müssen mit viel Fingerspitzengefühl bedacht werden.

## 3.6 Kommunikation via Transparenz und Deeskalation

In angespannten Wartesituationen geht es oft verbal heiß her. Die Anspannung, Aggression und Ungeduld sind häufig Ausdruck von Unsicherheit und Desinformation und lassen sich regulieren und deeskalieren. Schon indem man nicht mit der gleichen Grundhaltung der Person gegenübertritt, entspannt sich mit einfachen Mitteln die Situation. »Wenn Sie einem frechen Patienten-Kunden ebenso aggressiv gegenübertreten, ziehen Sie meist den Kürzeren, denn er wird möglicherweise seine Erfahrungen mit Ihnen und Ihrer Einrichtung weiter verbreiten und dabei natürlich nicht berichten, dass er sich selbst auch unkorrekt verhalten hat« (Quernheim 2017, S. 268). Auch sollten Mitarbeitende in den Notaufnahme-Stützpunkten und Zentralen angriffslustige und aggressive Anrufer mit Professionalität entgegentreten und diese abblocken. Eine Möglichkeit einer Aussage wäre: »Vielen Dank für Ihren Anruf. Wir bitten Sie, erneut anzurufen, wenn Sie sich wieder beruhigt haben und Ihr Problem/Anliegen sachlich vortragen können.« Laut Arik et al. (2012) sind Mitarbeitende nach solchen Telefonaten gedanklich und emotional aufgewühlt und z. T. in ihrer Arbeitsleistung eingeschränkt und verunsichert.

Im Rahmen der Deeskalation von aufgeheizten Situationen kommt es immer auf die Art und Weise der Gegenreaktion an. Die neurophysiologischen Regulationsmechanismen bei Stress und Angst lassen sich wieder mit einem selbstsicheren Auftritt und mit Vertrauen in die eigenen Fähigkeiten wettmachen. Deshalb wird Mitarbeitenden in Notaufnahmen z. B. empfohlen, sich diese positiven Glaubenssätze zu verinnerlichen und den professionellen Auftritt zu trainieren – mimisch, gestisch, verbal kommunikativ und psychologisch. Das Herstellen von emotionaler Distanz ist entscheidend über die Reaktion und Wirkung bei einem selbst und beim Gegenüber. Die Haltung, dass Wut und Aggression für ein Vorankommen in z. B. Warte- und

Behandlungssituationen nicht förderlich sind, ist der erste Grundstein für die Lösung der Anspannung. Auch Verlinkungen zu kommunikationstheoretischen Ansätzen wie dem aktiven Zuhören bzw. dem Vier-Ohren-Modell sind hilfreich für eine innerliche Abgrenzung und Distanzierung. Mitarbeitende, die sich an diesen Grundsätzen orientieren, bleiben länger resilienter und gesund. Der regelmäßige und zeitnahe Austausch im interdisziplinären Team über derartige aufgeladene Situationen hilft und schafft einen klaren Kopf. Die Tipps und Empfehlungen von Kolleginnen und Kollegen helfen bei alternativen Lösungsstrategien und unterstützen ihre Selbstwirksamkeit in der Notaufnahme.

Merke

»Sorgen Sie gut für sich! Tun Sie sich etwas Gutes! Umgeben Sie sich mit angenehmen Menschen, Pflanzen und Tieren oder gehen Sie hinaus in die Natur. Steigern Sie Ihr körperliches Wohlbefinden durch Selbstpflege, Entspannung, Sport und Wellness. Fokussieren Sie Positives und Erbauendes – lassen Sie Negatives los. Denn sicher kennen Sie das auch: An Tagen, an denen Sie gut ausgeschlafen, voller Freude, gesund und motiviert auf die Arbeit gehen, sind Sie vor Konflikten oder etwaigen Angriffen viel besser geschützt und lassen diese gar nicht so nahe heran – als an Tagen mit Beeinträchtigungen (schlecht geschlafen, erkältet, Sorgen, Stress).« (Quernheim 2017, S. 269)

Es kann immer passieren, dass Regeln, Absprachen und Grenzen von Patienten, Angehörigen, Besuchern, aber auch von Kollegen zum Teil oder nicht beachtet werden. D. h. Notaufnahmepersonal ist per se schon mit einer guten Portion Frustrationstoleranz ausgestattet. Das gehört zum Portfolio und zur »Grundausstattung« bei der Arbeit in der Notaufnahme. Mitarbeitenden bleibt in diesen meist hektischen und aufgeladenen Situationen oft nichts anderes übrig, als diese erstmals zu akzeptieren und anzunehmen. Sich negativ hineinzusteigern und verbal in die Offensive zu gehen, ist meist hinderlich und wirkt gegensätzlich zur erwünschten Lösung.

Merke

»Die feste Erwartung eines positiven Feedbacks vom Patienten als ein Wort des Dankes oder einer Anerkennung oder auch nur Verständnis sollten Sie fallen lassen, um nicht enttäuscht zu werden« (Quernheim 2017, S. 269).

Professionelle Distanzierungstechniken, Deeskalations- und Telefontrainings helfen, um Kompetenzen bei Teammitgliedern weiterzuentwickeln. Wichtig ist ebenfalls, dass dem Gegenüber Zeit eingeräumt wird, um sich emotional abzureagieren. Hierbei sollte unbedingt darauf geachtet werden, dass der Tonfall nicht abschätzig und therapeutisch klingt, sondern authentisch und verständnisvoll, aber dennoch engagiert und überzeugend.

Merke

Lassen Sie sich nicht provozieren und überhören Sie verbale, gegen Sie gerichtete Angriffe. Versuchen Sie, das Gesagte nicht persönlich zu nehmen und verweisen Sie innerlich auf die momentane Ausnahmesituation des Gegenübers. In der innerlichen und äußerlichen Ruhe liegt die Kraft.

Sobald eine sachliche Kommunikation wieder möglich ist, kann der eigentliche Gesprächs- bzw. Beschwerdeanlass besprochen werden. Auch die Trennung der unterschiedlichen Gesprächsebenen (Sach-, Appell-, Beziehungs- und Selbstoffenbarungsebene) zeugt von Professionalität und die Themen können wertfrei eingeordnet werden.

Je mehr Transparenz und Ehrlichkeit im Umgang mit Patienten, Angehörigen, Wartenden und Besuchern vorhanden ist, desto weniger Konfliktpotenzial gibt es im oft hektischen Alltag in der Notaufnahme. Der Kontakt mit den Personen, eine gute und wertschätzende Haltung sowie die zeitnahen Informationsweitergaben sind die wesentlichen Schlüsselfaktoren einer gelingenden Beziehung in der Notaufnahme.

## Literatur

Abati VS (2019) Gespräche mit hohem Belastungsfaktor in der Medizin: Praxislehrbuch für die Kommunikation mit Angehörigen. Bern: Hogrefe

Boudreaux ED, Francis JL, Loyacano T (2002) Family Presence During Invasive Procedures and Resuscitations in the Emergency Department: A Critical Review and Suggestions for Future, Ann Emerg Med, 40, S. 193–205

Dodt C (2017) Die Zentrale Notaufnahme im Unternehmen Krankenhaus. In: Moecke H, Lackner CK, Dormann H et al. (Hrsg.) Das ZNA-Buch. Aufbau, Organisation und Management der Zentralen Notaufnahme. 2. Aufl. Berlin: Medizinisch Wissenschaftliche Verlagsgesellschaft, S. 3–5

Fleischmann T, Amler N (2017) Patientenflußsteuerung und Wartezeitmanagement – Medizinische und ökonomische Aspekte und Patientenzufriedenheit. In: Moecke H, Lackner CK, Dormann H et al. (Hrsg.) Das ZNA-Buch. Aufbau, Organisation und Management der Zentralen Notaufnahme. 2. Aufl. Berlin: Medizinisch Wissenschaftliche Verlagsgesellschaft, S. 76–79

Fleischmann T (2017) Kundenorientierung und -zufriedenheit – im Innen- und Außenverhältnis. In: Moecke H, Lackner CK, Dormann H et al. (Hrsg.) Das ZNA-Buch. Aufbau, Organisation und Management der Zentralen Notaufnahme. 2. Aufl. Berlin: Medizinisch Wissenschaftliche Verlagsgesellschaft, S. 315–316

Hogan B, Fleischer W (2016) Wirksam führen. Ein Leitfaden für Chef- und Oberärzte. Stuttgart: Kohlhammer

Lasogga F, Gasch B (2004) Notfallpsychologie. 2., überarb. Aufl. Edewecht: Stumpf & Kossendey

Mantz S (2019) Kommunizieren in der Pflege: Kompetenz und Sensibilität im Gespräch. 2. Aufl. Stuttgart: Kohlhammer

Quernheim G (2017) Warten, aber richtig! Praxishandbuch zum Management wartender Patienten. Bern: Hogrefe

Roth GJ (2014) Sicheres Auftreten nach frustranen Ereignissen (SAfE): Eine Kommunikationshilfe für Ärzte und Pflegepersonen in den schwierigsten Gesprächssituationen – Lebensgefahr und Tod!. Saarbrücken: AV Akademikerverlag

Stemmler J, Hecker U (2017) Notfallkommando – Kommunikation in Notfallsituationen für Gesundheitsberufe Berlin, Heidelberg: Springer

Walker D (2017) Der Patient kommt immer zuerst: das Notfall-Flusskonzept. In: Moecke H, Lackner CK, Dormann H et al. (Hrsg.) Das ZNA-Buch. Aufbau, Organisation und Management der Zentralen Notaufnahme. 2. Aufl. Berlin: Medizinisch Wissenschaftliche Verlagsgesellschaft, S. 108–112

## 4 »Ich warte schon ewig und niemand sagt mir was!« Wartende Angehörige von Notfallpatienten – Herausforderungen und Möglichkeiten in der Begleitung und Kommunikation

*Alexander Nikendei, Susanne Digel und Jochen Schlenker*

»Hoffen und bangen und die Verzweiflung nicht übermächtig werden lassen.« Dies ist die symptomatische Beschreibung des Zustands von vielen Personen, denen als Angehörige, Freunde oder Kollegen nichts anderes übrigbleibt, als im Bereich der Notaufnahme zu warten. Sie bangen um die Gesundheit oder gar das Überleben eines ihnen nahestehenden Menschen.

Sie warten darauf, welche Nachrichten und Ergebnisse aus dem fachlich-geschäftigen Tun hinter den verschlossenen Türen der Behandlungsräume zu ihnen dringen werden. Sie hoffen auf gute Nachrichten.

Wie lässt sich der Zustand dieser Wartenden fachlich genauer beschreiben? Welche Folgerungen ergeben sich daraus für die Kommunikation mit diesen Menschen unter den situativen Rahmenbedingungen einer Notaufnahme? Diesen Fragen widmet sich der erste Teil dieses Beitrages.

Die Kommunikation mit Wartenden stellt in einer Notaufnahme grundsätzlich eine Herausforderung dar. Die Fülle der verschiedenen Kommunikationssituationen lässt sich hier nicht erschöpfend beschreiben. Daher werden im zweiten Teil drei Situationen exemplarisch beleuchtet. Dem voraus geht ein Exkurs über die Gesprächsführung in Ausnahmesituationen.

Um die Angehörigen in dieser besonderen Situation zu begleiten, wurden im Klinikum Ludwigsburg Ehrenamtliche in einem Pilotprojekt ausgebildet. Diese Ausbildung und die Aufgaben dieses Notaufnahme-Begleitteams werden im dritten Teil beschrieben.

> Für das Verständnis dieses Beitrages ist von Bedeutung, dass die Bezeichnung *Wartende* für alle Menschen verwendet wird, die als Angehörige, Freunde, Kollegen im Bereich der Notaufnahme warten. Gleichbedeutend wird der Begriff *Angehörige* und *wartende Angehörige* gebraucht.

Die folgenden Ausführungen lassen sich sicherlich auch zu einem großen Teil auf den Bereich der Intensivstationen übertragen.

## 4.1 Eine fachliche Annäherung an die Ausnahmesituation der wartenden Angehörigen

### 4.1.1 Definition und Hintergründe von Krisensituationen

Die fachlich korrekte Bezeichnung der psychischen Verfassung von Menschen, denen ein plötzlich auftretendes Unglück als Angehörige, Freunde oder Kollegen widerfährt, ist der Begriff der *Krise*. Die Betroffenen können in Folge davon Symptome eines Traumas oder ein psychisches Trauma entwickeln (z. B. im Sinne des DSM 5 2015, APA 2015). Für die Akutsituation ist dies jedoch nicht von Relevanz, da sie sich in der Regel im Zustand einer Krise befinden (vgl. Nikendei 2017).

Der Begriff Krise geht auf das griechische Wort »krisis« zurück, das in seiner Bedeutung als »Entscheidung« übersetzt werden kann. Die lateinische Form »crisis« bezeichnet den »Höhe- und Wendepunkt einer Krankheit« (vgl. Bühl 1984). Bei Wartenden im Bereich der Notaufnahme geht es um eine psychische Ausnahmesituation, die durch ein äußeres Ereignis bzw. Unglück hervorgerufen wurde und deren psychischer Verlauf und Ausgang für die Wartenden selbst noch nicht absehbar ist. Neben dem Schock des auslösenden Unglücks oder Notfalls hängt der psychische Zustand der Wartenden ebenfalls davon ab, wie es den Personen ergeht, die in der Notaufnahme oder einer Intensivstation notfallmäßig behandelt werden. Damit wird mindestens ein gemeinsames Merkmal von Krisensituationen deutlich: »Sie bedeuten für die betreffende Person eine (schmerzhafte, belastende) Unterbrechung ihrer alltäglichen Lebensvollzüge, eine Unterbrechung der Kontinuität ihres Lebens, Erlebens und ihrer Handlungen« (Ulich 1987, S. 4). Existenzielle Veränderungen deuten sich an und werden manches Mal von den wartenden Angehörigen bereits früh erahnt.

In welcher (existenziellen) Tiefe Wartende die Folgen eines Unglücks oder eines Notfalls erleben, wie sie mit diesem Bruch in ihrem Leben umgehen, hängt vom subjektiven Empfinden sowie von den individuellen Ressourcen ab.

Aus den bisherigen Ausführungen ergeben sich weitere Merkmale von Krisen:

- Krisen wirken bedrohlich auf Betroffene.
- Sie erzeugen oft Angst und Hilflosigkeit, bedingt durch ein mögliches Ohnmachtsgefühl. (»Ich selbst kann jetzt nichts tun, ich kann nur dasitzen!«)
- Quälende Zweifel im Sinne von: »Habe ich bei Eintreten des Notfalls schnell genug reagiert?«, »Habe ich alles richtig gemacht?«
- Ein Kontrollverlust wird erlebt: Wartende Angehörige müssen alles im Moment Machbare an das medizinische Personal der Notaufnahme oder der Intensivstation abgeben. Sie können sich wie fremdgesteuert erleben.

- Die Betroffenen können sehr sensibel und beeinflussbar sein, was ein äußerst umsichtiges und vorsichtiges verbales und nonverbales Verhalten und Vorgehen erfordert.
- Der Kreis der Betroffenen kann sich schnell erweitern: Es kommen weitere Angehörige, Freunde, Kollegen etc. hinzu.

Krisenhafte Zustände von Betroffenen können sich mittel- und langfristig in drei Richtungen entwickeln (vgl. Nikendei 2017). Der Fortgang ist sicherlich auch damit verknüpft, wie sich der gesundheitliche Zustand derjenigen Person entwickelt, die gerade in der Notaufnahme behandelt wird, einschließlich möglicher Vorerfahrungen, die Wartende gemacht haben.

1. Generell können sich intrapsychische Krisen weiter zuspitzen. Die Betroffenen können z. B. an einer posttraumatischen Belastungsstörung erkranken, das persönliche soziale Gefüge kann bis hin zum Zerbrechen von Partnerschaften ins Wanken geraten.
2. Als stagnierend kann eine Krise gewertet werden, wenn Betroffene im Zustand des Erlebens einer Krise verbleiben, sie sich weder in Richtung Zuspitzung noch in Richtung einer Bewältigung entwickelt. Sie verbleiben z. B. in Anspannung oder in einem permanenten Stresszustand, die Psyche ist nicht stabil oder sie haben nicht die Möglichkeit, ggf. kein Interesse, die Krise zu bewältigen.
3. Eine mittel- und langfristige positive Entwicklung nehmen Krisen, wenn eine innere und äußere Anpassung an die veränderte Umwelt und/oder eine innere Reifung erfolgt. Dies schließt durchaus eine mögliche Veränderung der bisherigen Werte, Prioritäten, Beziehungen und der persönlichen Auffassung, was Lebensqualität bedeutet, mit ein.

Für den aktuellen und fachlichen Umgang mit Wartenden in der Notaufnahme wie auch anderswo gilt:

Merke

> Jede Eigenaktivität und Eigenverantwortung der Betroffenen ist zu erhalten und zu fördern (Selbstwirksamkeitserleben). Dies geschieht in der Notaufnahme im Rahmen situativ gesetzter Grenzen (▶ Kap. 4.1.2).

Es geht im Wesentlichen um die Aktivierung von individuellen (personeninternen) Ressourcen, z. B. die positive Erfahrung aus bisher durchgestandenen Krisen, und – wenn vorhanden – von sozialer Unterstützung aus dem Umfeld der Wartenden. Grundsätzlich findet hier jede Krisenbegleitung von Angehörigen unweigerlich in Abhängigkeit von dem Gesundheitszustand der (notfall-)medizinisch behandelten Person statt. Anzustreben ist natürlich, dass am Ende einer Begleitung von Wartenden zumindest eine (vorübergehend) emotional stabilisierte, in ausreichend Informationen eingebettete und selbstbestimmte Situation geschaffen sein wird.

> **Krisenintervention**
>
> »Die fürsorgliche Begleitung in dieser Krise und alles methodisch-strukturierte Tun und Handeln […] wird demzufolge als (psychosoziale) Krisenintervention bezeichnet« (Nikendei 2017, S. 33).

Definition

### 4.1.2 Die Situation im Wartebereich und die Kommunikation mit den Wartenden

**Begleitung unter den Bedingungen eines Wartebereichs**

Ein Wartebereich ist ein öffentlicher Raum, in dem fremde Menschen möglicherweise einem Gespräch zuhören können. Dies kann Wartende hemmen. Manche scheinen auch unbewusst zu wissen, dass ihre innere Verzweiflung selbst in einem oberflächlichen Gespräch zu Tage treten könnte. So vermeiden sie Gespräche aus Sorge, die »Fassung« zu verlieren. Im Kontakt mit wartenden Angehörigen ist deshalb auf Diskretion zu achten. Je nach den Gegebenheiten sind ruhigere, weniger einsichtigere Stellen eines Wartebereichs aufzusuchen. Zumindest sollten sich die Pflegekräfte so zu den Gesprächspartnern stellen oder setzen, dass eine gewisse Abgrenzung zum öffentlichen Raum gegeben ist.

> Folglich ist sowohl auf ein leiseres Sprechen als auch darauf zu achten, dass das Gespräch in einem geschützten Bereich erfolgen kann.

Merke

Manche Wartende reagieren auf die Krise mit Unruhe, einem Bewegungsbedürfnis und vielleicht Fluchtimpulsen, was ihnen das Warten noch zusätzlich erschwert. Sie bleiben jedoch im Warteraum »gefangen«, da sie keine Information verpassen wollen, die ihnen nur in diesem Raum übermittelt wird.

> Im Rahmen der Möglichkeiten, die ein Wartebereich bietet, ist jede Form von körperlicher Aktivität zuzulassen. Eine (Gesprächs-)Begleitung muss keinesfalls im Sitzen stattfinden.

Merke

Das Ausharren im Warteraum kann somit trotz aller Annehmlichkeiten wie Fernsehbildschirme, ausliegende Zeitschriften, Getränke und Snacks sehr herausfordernd sein – insbesondere bei längeren Wartezeiten. Wenn von Seiten der Mitarbeitenden der Notaufnahme diese Aufmerksamkeiten den Wartenden angeboten werden, wird das sehr wertgeschätzt. Dies erleichtert eine erste Kontaktaufnahme zu ihnen und sie nehmen dabei wahr: Jemand tut etwas für mich und das gibt mir Sicherheit.

Ein Zwiegespräch mit einem Wartenden kann sich sehr verändern, wenn sich weitere Angehörige einfinden. Damit kommen ggf. neue Sichtweisen und Interpretationen des Ereignisses und seiner Vorgeschichte hinzu. Dies kann stützend, aber auch eskalierend sein. Jeder Angehörige steht in einer eigenen Beziehung zum Patienten und zu dessen Erkrankung und so äußern sich Wartende in der Anwesenheit weiterer Angehöriger manchmal nicht so offen wie in einem Zwiegespräch. Zudem können Wartende unterschiedliche Bedürfnisse und Reaktionsweisen zeigen, um mit dem Geschehen umgehen zu können. Eine gegenseitige Entlastung und ein gegenseitiges sich Stützen sind somit nicht immer möglich. Besonders komplex wird die Situation, wenn kleine Kinder mit anwesend sind (▶ Kap. 7).

Das innere Erleben der Wartenden

Die Angehörigen im Wartebereich einer Notaufnahme sind zum Nichtstun verdammt. Während für den Patienten viel medizinisch Entscheidendes getan wird, sind sie im Warteraum untätig und unwissend. Gerade noch waren sie in großem Stress und mit der Einlieferung ihres Angehörigen beschäftigt. Nun haben sie die Kontrolle über das Wohl des Patienten abgegeben. Teilweise sind sie lange von ihm getrennt und können nicht – wie vielleicht im Alltag gewohnt – über das Smartphone Kontakt zu ihm aufnehmen. Zwar sind sie von der Verantwortung für den Patienten entlastet, jedoch kann der Verlust an Kontakt ihr Verantwortungsgefühl gerade verstärken. Auch ist ihr Verhalten oft von ihren Vorerfahrungen mit diesem Krankenhaus, mit Krankenhäusern allgemein oder generell mit »staatlichen« Einrichtungen wie Ämtern und Behörden geprägt. So können einerseits bereits vorhandenes Misstrauen, Wut und Stress verstärkt werden. Wartende können andererseits aus ihren Vorerfahrungen heraus sehr eingeschüchtert und fast ängstlich reagieren.

Orientierungslosigkeit ist ebenfalls ein Merkmal des Wartens in der Notaufnahme. Alles, was Orientierung geben könnte, wird kritisch von den Wartenden beobachtet und gewertet:

- Die unterschiedlichen Wartezeiten der Angehörigen anderer Patienten, wodurch der Eindruck von Ungerechtigkeit entsteht, im Sinne von: »Die Patienten der anderen Wartenden werden schneller behandelt!«
- Eine subjektiv erscheinende intensivere oder freundlichere Kontaktaufnahme von Mitarbeitenden der Notaufnahme zu anderen Angehörigen
- Die durch Schichtwechsel im medizinischen Team und durch Wechsel der medizinischen Fachrichtung in der Behandlung fehlende direkte und durchgehende Ansprechperson. Hierdurch wird die Orientierung erschwert und möglicherweise Unsicherheit erzeugt.

Die Notaufnahme wird ggf. als Teil der »anonymen Maschinerie Krankenhaus« erlebt, eine Maschinerie, die aus Sicht des Angehörigen chaotisch und gar »gefährlich« für den Patienten scheint, der darin behandelt wird.

In der Zeit der Maßnahmen zur Eindämmung der Coronapandemie mussten vielerorts die Angehörigen vor dem Eingang der Notaufnahme im

Freien warten. Die Trennung vom Patienten war durch eine bewachte Tür gefühlt noch größer und das System Krankenhaus wurde von außen noch uneinsichtiger wahrgenommen. Hier hatte die Benutzung des Smartphones eine ganz besondere Bedeutung.

Jede noch so kleine Tätigkeit, die Wartende ausführen, sind wichtige Schritte, die die nötige Eigenaktivität stärken. Bereits eine geringe Aktivität zielt auf das Selbstwirksamkeitserleben der Betroffenen ab, um dem durch das Unglück erlebten Kontrollverlust entgegenzuwirken (Nikendei 2017, S. 57).

### Die Kommunikation mit Wartenden

Viele Wartende sind mit ihren Smartphones beschäftigt. Manche warten auch untätig, sei es ruhig oder angespannt. Einige lassen sich gerne ansprechen. Andere sind sehr mit ihrer krisenhaften Erfahrung beschäftigt, welche sie fordert und teilweise überfordert. Sie sind auf das Geschehen in der Notaufnahme oder auf sich selbst fokussiert.

> Wartende sind aufgrund der Beschäftigung mit sich selbst oder mit dem Geschehen um sie herum oft nicht spontan in der Lage, ein längeres Gespräch zu führen. Dennoch kann – gerade bei längeren Wartezeiten – eine wiederholte, wenn auch kurze Kontaktaufnahme entlastend wirken.

Merke

Im Kontakt und in der Begleitung der wartenden Angehörigen kann die Eigenaktivität unterstützt werden, indem man mit ihnen aus der akut verwirrten Situation der Krise eine erste »Story« entwickelt. Es ergeben sich dadurch erste kleine Ansätze zu einer zusammenhängenden, sinnvollen und somit letztendlich sinngebenden Erzählung. Die krisenhafte Erfahrung wird eingebettet in eine größere Geschichte, z. B. der Erkrankung oder gar des Lebens des Patienten. Die Fragen an die wartenden Angehörigen können sich beziehen auf:

- das gerade Geschehene: »Was ist passiert?«,
- auf die Vorgeschichte, z. B. der Erkrankung des Patienten oder seiner häuslichen Pflege: »Da haben Sie schon länger mit dieser Erkrankung zu tun. Es gab sicher viele Hochs und Tiefs…« oder
- bei einem Gespräch über das gemeinsame Leben: »Wie haben Sie sich denn kennengelernt?«, »Möchten Sie mir mal erzählen, wie Ihr gemeinsamer Alltag aussieht?«.

Es tauchen die Fragen nach dem *Warum* auf,

- sowohl im Blick auf Handlungen und Schicksal des Patienten (»Warum musste sie gerade da die Straße überqueren?«, »Warum ist er auch nie zur Ärztin gegangen?«, »Sie hat doch immer so gesund gelebt – warum jetzt das?«)

- als auch im Blick auf das eigene Verhalten (»Warum habe ich denn nicht die Anzeichen bemerkt?«) und
- manchmal im Blick auf einen übergreifenden Sinnzusammenhang wie dem Glauben, die Lebenseinstellungen oder die Werte (»Warum lässt Gott das zu?«, »Diese böse Krankheit ist doch ungerecht. Sie ist doch so ein guter Mensch.«).

Für eine Reaktion hierauf sind die Gesprächshaltungen der Einfühlung, der Wertschätzung und der Echtheit hilfreich. Gelegentlich sind empathische Sätze für die Angehörigen ein Türöffner für die schweren Gefühle, die in diesen obigen Fragen anklingen, wie z. B. folgende: »Diese Fragen sind ganz schmerzhaft für Sie!« oder »Ihre Unsicherheit, Ihre Ohnmacht in der Situation treibt Sie um.«

Im Gespräch mit den Angehörigen kann auch das Konflikthafte in der Beziehung zum Patienten auftauchen. So sprechen manche Wartende über ihre Hilflosigkeit angesichts des aus ihrer Sicht falschen Umgangs des Patienten mit seiner Gesundheit bzw. mit seiner Krankheit. Angehörige können wütend sein auf das Verhalten des Patienten, das zur Einlieferung führte. Vorbestehende Konflikte zwischen Angehörigen und Patienten führen ggf. zu Schuldgefühlen bei den Angehörigen. Vielleicht haben sie zudem Angst vor einer Eskalation der Situation zuhause aufgrund einer bereits länger angespannten Lebens- und Überforderungssituation.

## 4.2 Kommunikation konkret – Handreichung für medizinische Fachkräfte

### 4.2.1 Prinzipien der Gesprächsführung in Ausnahmesituationen

Neben der verbalen, inhaltlichen Kommunikation stehen der Pflegekraft die paraverbale Ebene (Einsatz der Stimme) und die nonverbale Ebene (Gestik, Mimik, Haltung etc.) als bewusst einzusetzende Kommunikationskanäle zur Verfügung. Der folgende Abschnitt beschränkt sich nur auf wenige Grundsätze der Gesprächsführung (weiterführende Hinweise zur Gesprächsführung finden sich beispielsweise in den Beiträgen von Beyer, Mühlisch, Hülsken in Nikendei 2021).

Meist stehen die Betroffenen einem Gesprächsangebot aufgeschlossen gegenüber. Sie sind froh, durch die Begleitung menschlichen Halt zu bekommen und mehr Orientierung über das Geschehen und die Abläufe zu erhalten. Es versteht sich dennoch von selbst, dass ein Kontakt nicht gegen den Willen von Betroffenen hergestellt werden kann. Jedoch ist davon auszugehen, dass sie sich durch das Gesprächsangebot aktuelle Informationen über die ihnen nahestehende Person, die gerade behandelt wird, erhoffen. Falls personell realisierbar, sollten immer die gleiche Person oder die gleichen Personen im Gespräch mit ihnen bleiben.

Wichtige Informationen über den Zustand des Patienten und den weiteren Verlauf der Behandlung sollten mehrmals wiederholt werden. Durch das Unglück, ihre große Sorge, die neue Situation, die andere Umgebung und die plötzliche Begegnung mit fremden Menschen stehen Betroffene unter enormem Stress und unter großer Anspannung. In solch einer akuten Krise kann ihre Wahrnehmungsfähigkeit deutlich herabgesetzt sein.

> Grundsätzlich sollten die eigenen Gesprächsanteile der medizinischen Fachkraft eher knapp und präzise formuliert werden. Zusätzlich empfiehlt es sich, immer wieder eine Realitätsüberprüfung durchzuführen, um Klarheit über die folgende Frage zu erhalten: Was ist von wichtigen Informationen oder Mitteilungen bei den Angehörigen angekommen?

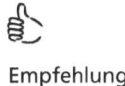
Empfehlung

Die medizinische Fachkraft soll im Kontakt authentisch bleiben und sich nicht verstellen. Dennoch kann es verführerisch sein, das eigene Mitgefühl oder die Anteilnahme, z. B. durch die Übernahme von Dialekt oder Jugendsprache, ausdrücken zu wollen. Dazu zählt ebenfalls die Eigenart – wie häufiger zu beobachten – gerade mit älteren Menschen wie mit einem (bedürftigen) Kind zu reden.

Im Sinne einer »erweiterten Gesprächsführung« sollten aktivitätsfördernde Verhaltensweisen unterstützt und nicht den Betroffenen abgenommen werden, z. B. das Ausfüllen von Dokumenten oder der Wunsch, die weiteren Angehörigen selbst anzurufen. Der möglicherweise vorangegangenen Erfahrung von Kontrollverlust durch das Ereignis kann somit gegengesteuert werden (▶ Kap. 4.1.2).

Als Modell zur Gesprächsführung in Krisensituationen hat sich der PSNV-3-Satz (▶ Abb. 4.1) bewährt, der in allen Phasen eines Gespräches angewandt werden kann (Nikendei 2017). U. a. unterstützt er die medizinische Fachkraft bei der

- notwendigen Trennung zwischen sich selbst und den Gesprächspartnern,
- eigenen inneren Standortbestimmung bzw. der eigenen Befindlichkeit und »Erdung«,
- Beibehaltung des Blicks auf die Gesprächspartner und deren Bedürfnisse,
- Bewahrung einer inneren offenen Grundhaltung für das momentane Geschehen,
- Einschätzung der gerade ablaufenden Prozesse der Begleitung.

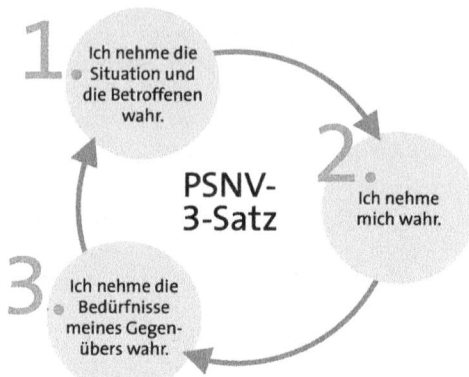

Abb. 4.1: Der PSNV-3-Satz (Nikendei 2017, Psychosoziale Notfallversorgung (PSNV). Stumpf + Kossendey, Edewecht, S. 83)

### 4.2.2 Exkurs 1: Umgang mit Schweigen

Schweigende sind ruhig. Was allerdings nach außen so scheint, kann im Innern der schweigenden Person ganz anders aussehen. Schweigen ist auch eine Reaktion auf eine Krisenerfahrung, allerdings erzeugt sie im Gegensatz zu plötzlichem, sprunghaftem, aufgebrachtem oder gar aggressivem Verhalten (▶ Kap. 4.2.4) nicht so viel Aufmerksamkeit und die Schweigenden werden daher schnell übersehen.

Merke

> Gerade die auf das Schicksal eines Patienten mit Schweigen reagierenden Angehörigen bedürfen unserer besonderen Aufmerksamkeit.

Schweigende können mit der inneren Verarbeitung des Erlebten beschäftigt sein, was ein erster Schritt einer gesunden Verarbeitung darstellt. Mit ihnen sind kurze Gespräche gut möglich. Mit dem äußerlichen Schweigen kann aber auch eine innerliche Schockstarre einhergehen. Dann wirkt das Schweigen starr und eingefroren. Die Reaktion auf direkte Ansprache erfolgt verzögert, verwirrt oder kaum. Die so schweigenden Angehörigen sollten nicht in Ruhe gelassen werden und nicht allein sein, wenn ihr Schweigen sich löst. Denn nach dem »Anstauen« können sich die Gefühle und das Verhalten umso heftiger Bahn brechen. Der gerade noch Schweigende kann z. B. unkontrolliert losrennen oder schlagartig zusammenbrechen. Möglicherweise deutet solch ein Schweigen auf das Wiedererleben einer bereits erlebten traumatischen Erfahrung hin.

Dieses erstarrte Schweigen ist zunächst auszuhalten. Es sollte nicht versucht werden, durch beharrliches Ansprechen das Schweigen zu brechen. Mit viel Geduld kann es dadurch gelöst werden, dass der Körper in Bewegung kommt, sich aus der Erstarrung löst und für den Betroffenen wieder spürbar wird. Hilfreich ist z. B. das Anbieten eines Getränks, das Angebot, sich im Wartebereich zu bewegen, oder das Klinikum eine kurze Zeit (begleitet) für einen Spaziergang zu verlassen.

Im Ansprechen von Schweigenden ist es wichtig, den Blickkontakt zu suchen. Hierüber kann ggf. wahrgenommen werden, ob ein Kontakt entsteht und ein Verstehen möglich ist. Auch eine kurze verbale Zustimmung zu einer Ja-/Nein-Frage stellt bei den schweigenden Angehörigen noch kein Verstehen dar. Schweigende können zumindest zeitweise den inneren und äußeren Bezug zur Realität verlieren, was sich im Nachhinein daran zeigt, dass manche sich nur noch bruchstückhaft an die Ereignisse um sie herum erinnern.

Die Aufmerksamkeit für schweigende Angehörige bedarf einiges an Zeit, die die Mitarbeitenden in der Notaufnahme nicht immer haben. Deshalb sollte mit diesen Angehörigen nach einer Person gesucht werden, die sie weiter begleiten kann – sei es aus dem Team der Seelsorge, des psychosozialen Dienstes der Klinik oder dem Familien- und Freundeskreis des Wartenden.

### 4.2.3 Exkurs 2: Die Überbringung einer Todesnachricht

Die Überbringung einer Todesnachricht an die wartenden oder eintreffenden Angehörigen ist eine der schwereren Aufgaben. Verstirbt ein Patient in der Notaufnahme, ist es für die Angehörigen in dem Moment wie aus heiterem Himmel und schwer zu fassen, auch wenn ggf. eine längere Krankheitszeit vorausgegangen ist.

Meist kommen die Angehörigen nach dem Rettungswagen an und warten angespannt im Wartebereich der Notaufnahme, während die medizinischen Maßnahmen durchgeführt werden. Sie hoffen und bangen.

> Wenn der Patient verstirbt, wird die Nachricht vom Tod in der Regel durch den behandelnden Arzt überbracht. Bevor dies geschieht, sollte von den Ärzten und dem Pflegepersonal abgeklärt werden, ob zur Überbringung und weiteren Begleitung die Klinikseelsorge oder eine geeignete (medizinische) Fachkraft benötigt wird. Es empfiehlt sich, miteinander zu den Angehörigen zu gehen. So bekommen alle Beteiligten die ersten Reaktionen unmittelbar mit und können ggf. darauf reagieren.

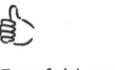
Empfehlung

Vor allem plötzliche Todesfälle, wie z. B. durch einen Unfall oder eine erfolglose Reanimation, werden von Angehörigen als schwere Krise erlebt. Die Erfahrung zeigt, dass eine psychosoziale Begleitung in dieser ersten Phase den Angehörigen bei der Bewältigung hilft und psychische Spätfolgen reduziert (vgl. Lasogga & Gasch 2004, S. 23).

Wichtig ist, dass die Tatsache, dass der Patient verstorben ist, mit einfachen Sätzen vermittelt wird, z. B. »Ich bringe Ihnen leider eine traurige Nachricht, Ihr Mann/Ihre Mutter ist verstorben. Mein herzliches Beileid.«

Danach ist es wichtig, dass die Angehörigen äußern können, was sie unmittelbar auf diese Nachricht hin brauchen. Vielleicht wollen sie in einem ersten Moment allein sein. Sehr oft haben sie jedoch Fragen. Manchmal passt es schon zu diesem frühen Zeitpunkt, die medizinischen Umstände und

Maßnahmen zu erläutern. Immer wieder tut es den wartenden Angehörigen sehr gut, wenn sie über die Stunden vor der Einlieferung des jetzt Verstorbenen gefragt werden. Hier können sie erzählen und kommen aus der passiven Rolle heraus, die sie während der Wartezeit einnehmen mussten. Für viele Angehörige ist es wichtig, von den letzten Momenten des Verstorbenen zu hören: Hat der Verstorbene noch etwas gesagt? Hatte er Schmerzen?

Falls es die aktuelle Lage in der Notaufnahme zulässt, kann der behandelnde Arzt den Angehörigen anbieten, sie nochmals zu kontaktieren, solange diese noch in der Notaufnahme sind. Die Erfahrung zeigt, dass den Angehörigen erst einige Minuten später weitere Fragen einfallen. So hat dieses Angebot etwas Entlastendes. Sie bekommen die nötige Zeit, den Tod des ihnen nahestehenden Menschen besser zu realisieren.

Bei den Wartenden sind alle Schockreaktionen möglich und völlig angemessen: Leugnen, Weinen, Umhergehen, mit den Fäusten trommeln, Schreien, Suche nach Körperkontakt oder auch das Abwehren von Berührungen. Besondere Aufmerksamkeit ist nötig, wenn ein Angehöriger angesichts solch einer schrecklichen Nachricht völlig unberührt zu sein scheint. In diesem Fall ist ein ähnlicher Umgang wie mit Schweigenden angebracht (▶ Kap. 4.2.2.).

Sind die medizinischen Fragen für den Moment geklärt, kann die Klinikseelsorge die Begleitung allein oder zusammen mit der zuständigen Pflegekraft übernehmen – je nach Absprache und dem aktuellen Behandlungsaufkommen in der Notaufnahme.

Es ist gut, zum Abschiednehmen von Verstorbenen einen separaten Raum in oder nahe bei der Notaufnahme zu haben, möglichst abseits der medizinischen Behandlungsräume. Dieser Raum kann ansprechend gestaltet werden, z. B. durch die Wandfarbe oder ein besonderes Beleuchtungskonzept.

Mögliche Fragen der Angehörigen sind nun:

- Darf der Verstorbene von ihnen gesehen werden und wie lange verbleibt er noch in der Notaufnahme?
- Müssen weitere Angehörige verständigt werden? Kommen Angehörige erst später, z. B. am nächsten Tag: Gibt es dann die Möglichkeit, dass sie im Krankenhaus von der verstorbenen Person Abschied nehmen können? Wohin müssen sie sich wenden?
- Wie geht es weiter mit dem Verstorbenen? Was müssen sie nun organisieren?

Da Angehörige in dieser Situation oft nicht alles erfassen können, ist es hilfreich, schriftliche Informationen von Seiten des Klinikums bereitzuhalten und ihnen mitzugeben. Diese Informationen können z. B. Hinweise enthalten, was mit dem Verstorbenen nun im Krankenhaus passiert, wie ein Bestattungsunternehmen beauftragt werden kann, welche Unterlagen benötigt werden oder wie Kontakt mit einer religiösen Gemeinschaft aufgenommen werden kann.

## 4.2.4 Exkurs 3: Wenn Trauer und Verzweiflung nach außen heftig werden

In aller Regel stellen (Gesprächs-)Situationen mit Betroffenen in Krisen keine Gefahr für die eigene physische und psychische Unversehrtheit der medizinischen Fachkraft dar. Dennoch können sich zum einen bei Wartenden kritische Reaktionen langsam aufbauen, zum anderen können sie plötzlich, überraschend und sprunghaft reagieren, z. B. beim Überbringen einer Todesnachricht. Ausdruck der Reaktionsvielfalt können gereizte, aufgebrachte und aggressive Verhaltensweisen sein. Diese zeigen sich möglicherweise in wütenden verbalen Äußerungen oder in körperlichen Handlungen. Diese Handlungen können gegen sich selbst gerichtet sein, beispielsweise mit der Faust oder dem Kopf gegen die nächste Scheibe zu schlagen. Körperliche Handlungen können aber auch andere Personen zum Ziel haben, z. B. wenn Betroffene um sich schlagen oder die medizinische Fachkraft verzweifelt an die Jacke fassen oder sie wegstoßen.

> Für aggressiv erscheinende Verhaltensweisen gilt in vielen Fällen: »Psychologisch gesehen handelt es sich dabei jedoch nicht immer um eine gerichtete Feindseligkeit, sondern um eine allgemeine Erregungsabfuhr« (Lasogga & Gasch 2013, S. 33).

Merke

In manchen Fällen kann es schwierig sein, ein aggressiv wirkendes Aufgebrachtsein von tatsächlichen Aggressionen gegen andere Personen zu unterscheiden. Wenn die wütenden Äußerungen oder das Schreien des Gegenübers nicht gegen die medizinischen Fachkräfte selbst gerichtet sind oder »nur« die augenblickliche Verzweiflung zum Inhalt haben, ist es in der Regel kein Problem, die Aggressionen nicht persönlich zu nehmen – selbst wenn das Schreien erst einmal aggressiv und einschüchternd wirkt. In der Regel ist das nicht beabsichtigt. Schreien als solches hat einen tiefen menschheitsgeschichtlichen Sinn: Die innere Not (Schmerz, Angst) wird nach außen getragen, weist auf einen Hilfebedarf hin. Bekommen Betroffene die nötige Unterstützung, so werden sie in den meisten Fällen ruhiger. Gerade hier ist die Anwendung des PSNV-3-Satzes empfehlenswert (▶ Abb. 4.1). Selbstverständlich geht der Eigenschutz vor, gerade wenn auf Seiten der medizinischen Fachkraft große Ängste entstehen.

Für direkte verbale Provokationen durch Angehörige gilt: Mögliche Äußerungen sind nicht in jedem Fall gleich persönlich zu nehmen (vgl. Schirmer et al. 2012). Diese dienen meist ebenfalls der Erregungsabfuhr und können Ausdruck einer tiefen Hilflosigkeit sein. Diese Sichtweise kann möglicherweise medizinischen Fachkräften helfen, gelassener mit Provokationen umzugehen. Dennoch gilt: Sie müssen reagieren, wenn ihre persönlichen Grenzen und Maßstäbe missachtet werden oder sie die Situation als unzumutbar empfinden. Im Zweifelsfall muss der Kontakt bzw. das Gespräch (schnell) abgebrochen werden (vgl. Nikendei 2017), z. B.: »Ihre

Wut verstehe ich. Aber ich akzeptiere Ihre Drohungen gegen uns auf keinen Fall. Diese unterlassen Sie bitte sofort. Wir sind hier, um Sie zu unterstützen. Wir sind nicht gegen Sie!«

In solchen Situationen sollte zudem beachtet werden:

- Nicht an die Vernunft appellieren
- Körperliche Berührungen unterlassen
- Wenn keine Gefahr besteht: Ein ruhiges Sitzenbleiben in der Nähe des Angehörigen kann deeskalierend, akzeptierend und beruhigend wirken. Von einer ruhigeren und distanzhaltenden Position aus lässt sich zugleich der Verlauf der Situation umfassender beobachten. Allerdings kann das Sitzenbleiben auch die Möglichkeit zur Flucht erschweren.
- Bewegungen beim Gegenüber zulassen, wenn die körperliche Aktivität nicht fremd- oder eigengefährdend ist
- Versuchen, miteinander ins Gespräch zu kommen
- Höflich bleiben, z. B. beim »Sie« in der Anrede bleiben oder »Würden Sie bitte…«

Zusammenfassend sei bemerkt: »In solchen Situationen sollte ganz besonders auf das eigene momentane Gefühl geachtet werden. Gleichzeitig muss man wachsam bleiben: Empfinde ich jetzt Angst, spüre ich die Angst des Gegenübers, habe ich das Gefühl, gleich wird sich etwas Unvorhergesehenes ereignen?« (Anke et al. 2009, S. 24). Hier sollte dann mutig und beherzt der Eigenschutz Vorrang haben, indem sich die Fachkraft zügig entfernt, weitere Kollegen oder den Sicherheitsdienst um Unterstützung bittet.

## 4.3 Das Notaufnahme-Begleitteam in der Zentralen Notaufnahme: ein Projekt im Klinikum Ludwigsburg

Die Ausführungen zur Kommunikation und zur Begleitung von Menschen in der Ausnahmesituation des Wartens in der Notaufnahme zeigen, wie herausfordernd und vor allem auch zeitlich aufwändig dies ist. Trotz der Arbeitsbelastung in der Notaufnahme sind die Mitarbeitenden durch spezielle Schulungen kompetent und bemüht, diese Begleitung zu leisten. Doch gerade in den Spitzenzeiten der Auslastung der Notaufnahme ist es für die medizinischen Fachkräfte zeitlich nur eingeschränkt möglich. Dieses Dilemma führte am Klinikum Ludwigsburg zur Idee des »Notaufnahme-Begleitteams«.

## 4.3.1 Das Projekt selbst

Im Frühjahr 2019 startete als Pilotprojekt die Ausbildung eines ehrenamtlichen Notaufnahme-Begleitteams der Zentralen Notaufnahme (ZNA) im Klinikum in Ludwigsburg. Die Aufgabe dieses Teams sollte sein, die wartenden Angehörigen in der ZNA zu begleiten – und vor allem in den Stoßzeiten der ZNA tätig zu werden. Gleichzeitig bestand der Gedanke, zusätzlich die Kommunikation zwischen dem medizinischen Team und den Angehörigen in dieser Zeit zu unterstützen, insbesondere dann, wenn die Wartezeit sehr lange erscheint.

Dem Projekt-Start ging eine zweijährige Planungsphase voraus. Das Team sollte möglichst multikulturell sein. Deshalb wurde es bewusst als ein Team des Klinikums angedacht – und nicht der evangelischen und katholischen Klinikseelsorge zugeordnet, die schon andere ehrenamtliche Teams betreut. Das Team ist somit das ehrenamtliche Team der ZNA. Die Leitung haben der Chefarzt der ZNA und der Bereichsleiter zusammen mit der Klinikseelsorgerin.

Bisher gab es für ein solches Begleitungsteam kein Ausbildungskonzept. Die Entscheidung fiel auf das Ausbildungskonzept der ehrenamtlichen Seelsorgeausbildung der Evangelischen Landeskirche in Württemberg. Diese ist eine an der praktischen Erfahrung orientierte Ausbildung in personenzentrierter Gesprächsführung (www.seminar-seelsorge-fortbildung.de/angebote-fuer-ehrenamtliche/). Sie wurde um Ausbildungsmodule ergänzt, die die Situation einer ZNA im Blick haben.

Während der Ausbildung war das Notaufnahme-Begleitteam bereits in der ZNA präsent und begleitete die Angehörigen in den Wartebereichen. Es nahm dadurch in reduzierter Form bereits seine Tätigkeit auf. Diese praktisch gewonnenen Erfahrungen und Fragen wurden durch Gesprächsprotokolle in der Ausbildungsgruppe reflektiert und die Erkenntnisse in die Konzeption der weiteren Ausbildung integriert. Die Abläufe einer ZNA lernten die Ehrenamtlichen durch einen Hospitationstag kennen.

Zusammengefasst lag der Schwerpunkt der Ausbildung in der Reflexion und im Einüben des Umgangs mit den situativen und kommunikativen Herausforderungen einer Begleitung der wartenden Angehörigen (▶ Kap. 4.1.2).

Die anfangs sehr offen formulierten Aufgaben konkretisierten sich durch die reflektierten Praxiserfahrungen des Notaufnahme-Begleitteams. Ganz praktisch sorgten z. B. die Ehrenamtlichen dafür, dass immer genug Wasser im Wartebereich zur Verfügung stand, als der Wasserspender über Wochen defekt war. Sie regten eine Lese- und Spielecke für Kinder an und wiesen darauf hin, dass das laufende Fernsehprogramm für den Wartebereich einer ZNA ungeeignet sei.

In der Zwischenzeit sind sie mit den internen Abläufen und dem dort arbeitenden Personal der ZNA so vertraut, dass sie z. B. Kontakt mit dem medizinischen Personal aufnehmen, wenn ihnen die Wartezeit zu lang erscheint und sie daher um einen Zwischenbescheid für die Angehörigen bitten.

Das Notaufnahme-Begleitteam kann – ebenso wie die Mitarbeitenden in der Notaufnahme – jederzeit die Klinikseelsorge zur Unterstützung anfordern, z. B. wenn eine Begleitungssituation sehr komplex ist oder eine große Gruppe von Wartenden begleitet werden muss.

Als nach den ersten Monaten mit Covid-19 die ZNA wieder den »Normalbetrieb« aufnahm, durften Angehörige weiterhin nicht die Notaufnahme betreten, sondern mussten vor dem Eingang im Freien warten. In dieser Zeit betreute das Team vor allem die auf ihre Behandlung wartenden Patienten in der ZNA, aber auch weiterhin die Angehörigen außerhalb des Gebäudes vor dem Eingangsbereich.

Das Projekt befindet sich noch immer in der Anfangsphase. Aktuell sind die Ehrenamtlichen an einzelnen Tagen in der Woche vom frühen Nachmittag bis in den späten Abend in der ZNA präsent. Dies sind erfahrungsgemäß diejenigen Zeiten, zu denen ein höheres Aufkommen an Notfällen gegeben ist und in der ZNA die Kapazitäten des Personals für die medizinische Versorgung der Patienten benötigt wird. Das medizinische Personal schätzt den Einsatz der Ehrenamtlichen sehr und empfindet deren Arbeit als Entlastung und Ergänzung. Die Ehrenamtlichen selbst erfahren viel Anerkennung durch das Personal und Dankbarkeit von den Wartenden. Sie sind begeistert über ihre sinnvolle Tätigkeit.

### 4.3.2 Das Notaufnahme-Begleitteam als ein Baustein der Psychosozialen Notfallversorgung (PSNV)

Die folgende, sehr verkürzte Erläuterung soll als eine minimale Orientierung für Mitarbeiter der Notaufnahmen und Intensivstationen dienen, um ggf. die anderen Akteure im Zusammenhang mit einem Unglück besser einschätzen zu können.

Geschieht ein Unglück oder ein akuter medizinischer Notfall, wie z. B. ein Verkehrsunfall, ein Brand, ein Unfall mit Kindern, ein Suizid/Suizidversuch oder ein Arbeitsunfall, werden häufig Notfallseelsorger oder Mitarbeiter von präklinischen Kriseninterventionsdiensten/Kriseninterventionsteams der Hilfsorganisationen aktiv. Diese begleiten vor Ort diejenigen Menschen, die körperlich unverletzt, jedoch von dem Ereignis psychisch betroffen sind: Eltern, Kinder, weitere Angehörige, Freunde, Mitreisende, Kollegen, Zeugen und andere mehr (▶ Abb. 4.2).

Zum besseren Verständnis: Die »Psychosoziale Notfallversorgung (PSNV) beinhaltet die Gesamtstruktur und die Maßnahmen der Prävention sowie der kurz-, mittel- und langfristigen Versorgung im Kontext von belastenden Notfällen bzw. Einsatzsituationen.« (Bundesamt für Bevölkerungsschutz und Katastrophenhilfe (BBK) 2011, S. 20).

Zusammengefasst formuliert: Die PSNV bietet Menschen Hilfe bei der Verarbeitung von belastenden Unglücksfällen und Notfällen bzw. Einsatzsituationen. Diese Hilfe richtet sich an Überlebende, Angehörige, Hinterbliebene, Zeugen, Ersthelfer und Vermissende (PSNV-B = für Betroffene) sowie an Einsatzkräfte (PSNV-E = für Einsatzkräfte). Für die verschiedenen Unterstützungsangebote und zeitlichen Abschnitte der Begleitung der von Unglücken psychisch betroffenen Personen – getrennt nach Einsatzkräften

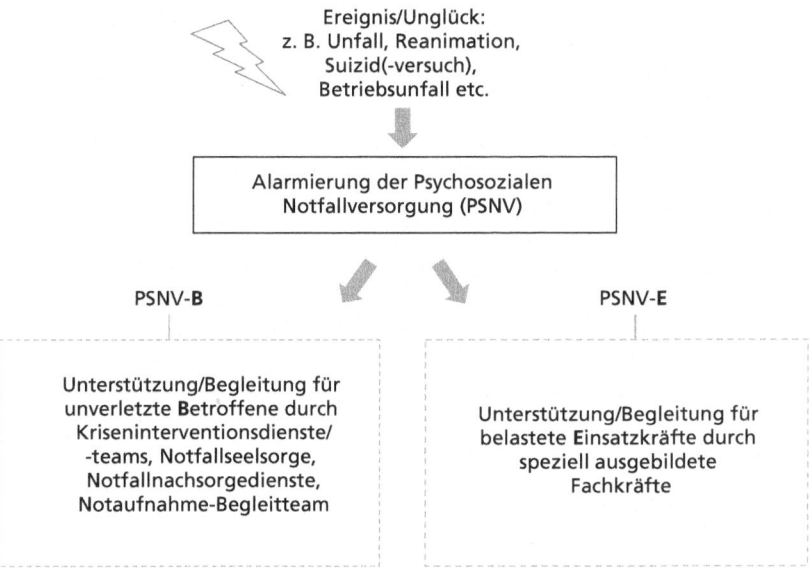

Abb. 4.2: Tätigkeitsfelder und Akteure der PSNV, vereinfachte Darstellung (© Nikendei 2021)

und Betroffenen – existieren genau zuordenbare Fachbegriffe. Die sogenannte *Psychosoziale Akuthilfe* bezieht sich auf die Begleitung im Rahmen der PSNV-B durch Fachdienste wie die Notfallseelsorge und Kriseninterventionsdienste/-teams.

Das Notaufnahme-Begleitteam stellt mit seiner Tätigkeit ebenfalls einen Baustein in der Psychosozialen Notfallversorgung dar, wenn die Ehrenamtlichen in der Notaufnahme Menschen begleiten, die als Wartende von einem Unglück betroffen sind. Anders als die anderen Kriseninterventions- bzw. Notfallseelsorgedienste ist das Notaufnahme-Begleitteam für eine bestimmte Zeit vor Ort und nicht für den Notfall von zuhause oder vom Arbeitsplatz aus abrufbar. Die Rufbereitschaft innerhalb des Klinikums übernimmt die Klinikseelsorge. Sie wird in der Regel bei Todesfällen und komplexen Unfallgeschehen hinzugerufen. Wurden die Betroffenen bereits von Kriseninterventionsdiensten am Ereignisort oder zuhause begleitet, wird die weitere Begleitung im Krankenhaus mit der Klinikseelsorge abgestimmt oder an diese übergeben.

## Literatur

American Psychiatric Association (2015) Diagnostisches und Statistisches Manual Psychischer Störungen DSM-5®. Deutsche Ausgabe hrsg. von Falkai P, Wittchen HU. Göttingen: Hogrefe

Anke M, Bojack B, Krämer G et al. (2009) Deeskalationsstrategien in der psychiatrischen Arbeit. 3. Aufl. Bonn: Psychiatrie Verlag

Bühl WL (1984) Krisentheorien. Politik, Wirtschaft und Gesellschaft im Übergang. Darmstadt: Wissenschaftliche Buchgesellschaft

Bundesamt für Bevölkerungsschutz und Katastrophenhilfe (BBK) (Hrsg.) (2011) Psychosoziale Notfallversorgung: Qualitätsstandards und Leitlinien Teil I und II. Bonn: BBK

Lasogga F, Gasch B (2004) Notfallpsychologie. 2. überarb. Aufl. Edewecht: Stumpf + Kossendey

Lasogga F, Gasch B (2013) Psychische Erste Hilfe bei Unfällen. 5., überarb. Aufl. Edewecht: Stumpf + Kossendey

Nikendei A (2017) Psychosoziale Notfallversorgung (PSNV) – Praxisbuch Krisenintervention. 2. vollst. überarb. Aufl. Edewecht: Stumpf + Kossendey

Nikendei A (Hrsg.) (2021, in Vorb.): Rettungsdienst – Praxisbuch Kommunikation. Verstehen & Verständigen. Edewecht: Stumpf + Kossendey. Im Druck.

Offermann F (2016) Wenn Kollegen trauern. München: Kösel

Schirmer U, Mayer M, Vaclav J et al. (2012) Prävention von Aggression und Gewalt in der Pflege. Grundlagen und Praxis des Aggressionsmanagements für Psychiatrie und Gerontopsychiatrie. 3. aktual. Aufl. Hannover: Schlütersche Verlagsgesellschaft

Ulich D (1987) Krise und Entwicklung. Zur Psychologie der seelischen Gesundheit. München, Weinheim: Psychologie-Verlags-Union

# 5 Krisenintervention und Psychosoziale Notfallversorgung

*Georg Johannes Roth*

## 5.1 Entwicklung und Stand der klinischen Krisenintervention

Für die Betrachtung der aktuellen Entwicklungen der klinischen Krisenintervention muss zuerst der Blick in die präklinische Notfallversorgung gerichtet werden. Die innerklinischen Strukturen der peritraumatischen Kriseninterventionsdienstleistungen in Deutschland sowie im benachbarten deutschsprachigen Ausland sind sehr unterschiedlich. Im Gegensatz zur Psychosozialen Notfallversorgung (PSNV) im Rettungsdienst, die einen jahrelangen bundesweiten Konsensus-Prozess durchlaufen hat, befindet sich die klinische Krisenintervention, also die organisierte Begleitung von Angehörigen, Betroffenen und Mitarbeitenden im Kontext Klinik, erst in den »Kinderschuhen«.

Ende 2010 konnte der Konsensus-Prozess in der präklinischen Krisenintervention auf Bundesebene abgeschlossen werden. Im Jahre 2007 wurde dieser auf Vorschlag und Initiative des Bundesamtes für Bevölkerungsschutz und Katastrophenhilfe (BBK) eingeläutet (vgl. Karutz & Blank-Gorki 2020). Schon das Wort *Konsensus* war wegweisend für einen langen, mühevollen und am Schluss erfolgreichen Prozess der verschiedenen Akteure der Psychosozialen Notfallversorgung. Ziel war es, gemeinsame Leitlinien, Standards und Qualitätsrichtlinien für die Arbeit zu entwickeln. Insgesamt wurde dieser Prozess am Ende als überwiegend positiv bewertet. Im 120 Seiten langen Heft »Psychosoziale Notfallversorgung: Qualitätsstandards und Leitlinien Teil 1 und 2« wurden mit breiter Mehrheit der Beteiligten wichtige Eckpfeiler für die Weiterentwicklung und die Professionalisierung gesetzt. Mittels Evidenzbasierung konnten wertvolle Impulse zur Professionalisierung in den Bereichen Prävention und Nachsorge veröffentlicht und in die breite Masse gebracht werden (ebd.). Es war auch endlich an der Zeit, dass Themen entstaubt und man z. B. über Traumafolgestörungen bei Einsatzkräften öffentlich sprechen konnte.

Dass die Psychosoziale Notfallversorgung (PSNV) sich in diesem Maße weiterentwickelt hat, hat auch mit den Großschadenslagen zu tun, bei denen Erkenntnisse gewonnen und Forschung betrieben werden konnte. Man denke hier an die Großschadenslagen wie z. B. das ICE-Unglück von Eschede, der Amoklauf von Winnenden, das Unglück bei der Loveparade in Duisburg oder der Absturz der Germanwings-Maschine im März 2015. An dieser Stelle ist es wichtig festzuhalten, dass die Entwicklung in der präklinischen PSNV noch lange nicht abgeschlossen ist. Sie entwickelt sich immer weiter – mit Erfahrungswissen, Praxissituationen, Erfahrungen aus der Traumaforschung und mit ständiger Fort- und Weiterbildung für Einsatzpersonen in der PSNV. Dies wird auch dadurch deutlich, dass die Angebote der ehrenamtlichen Krisenintervention immer kritisch hinterfragt und mit Ausbildungsstandards und einer angepassten Personalauswahl fortlaufend angepasst werden. Auch die Forderungen an die Bundes- und Landespolitik nach einer gesetzlichen Grundlage für diese wichtige Arbeit werden immer wieder laut. So hat Berlin im März 2021 als erstes Bundesland ein eigenes PSNV-Gesetz im Senat beschlossen. Viele Bundesländer, Landkreise und Kommunen arbeiten auf Grundlage von Rahmenvereinbarungen mit den beteiligten Organisationen zusammen. Heute versammeln sich unter dem Dach der PSNV die Hilfsorganisationen, die Feuerwehren sowie die kirchliche Notfallseelsorge. Unterteilt ist sie in die PSNV-B, ein Angebot der Begleitung für Betroffene, sowie in die PSNV-E für Einsatzkräfte. Im Letzteren werden präventive und nachsorgende Angebote für Einsatzpersonen nach potentiell belastenden und traumatisierenden Ereignissen zusammengefasst.

Wenn man sich die Entwicklungen der PSNV in der Präklinik anschaut und sich geschichtlich damit befasst, so findet man die klinische Krisenintervention erst am Startpunkt einer organisationalen Professionalisierung. Von einer einheitlichen Organisation ist man noch meilenweit entfernt. Das liegt zum einen an der z. T. von Klinik zu Klinik unterschiedlichen Organisation und Zuständigkeit beim Thema klinische Krisenintervention, zum anderen aber auch an der Eigenständigkeit der Kliniken als kommunale, privatisierte und teilprivatisierte Gesellschaften und Unternehmen. Jede Klinik hat entweder ein, gar kein oder ein nicht ausgereiftes Konzept der innerklinischen Krisenintervention. So gehören, ähnlich wie in der Präklinik im Rettungsdienst, Notfall- und Krisensituationen zum Alltag in einem Krankenhaus. Vor allem Notaufnahmen und Intensivstationen sind davon betroffen. Das wurde in den letzten Jahren auch im Rahmen des Managements diverser Großschadensereignisse bemerkbar. Hier mussten und müssen Präklinik und Klinik Hand in Hand arbeiten und konnten Synergien nutzen und erkennen. Für Betroffene, Patienten, Angehörige und Mitarbeitende ist das Erleben von schwierigen Ausnahmesituationen ebenfalls belastend und eventuell sogar traumatisierend (vgl. Gräff et al. 2017).

Merke

> Übrigens: Der Trauma-Begriff muss vorsichtig verwendet und angewandt werden. Mit *Trauma* impliziert man bereits eine diagnostische Aussage, die nur Fachleuten vorbehalten ist. Im Kontext der Krisenintervention und PSNV hat man sich angewöhnt, von potenziell traumatisierenden Erfahrungen und Erlebnissen zu sprechen. Das mildert das Geschehen in keinem Fall ab, lässt jedoch Spielraum bei der individuellen Betrachtung und Bewältigung des Ereignisses, die unterschiedlicher nicht sein könnten.

Heute sind in Deutschland wenige klinische Kriseninterventionsteams etabliert und arbeiten als solche in Kliniken. Beispiele sind hierfür das Universitätsklinikum Bonn, die Städtischen Kliniken München, das Klinikum St. Georg in Leipzig sowie die Medizinische Hochschule Hannover. Diese Teams arbeiten grundständig innerklinisch, sind interprofessionell besetzt und bereits vollständig bzw. teilvollständig etabliert und z. T. in einem ersten Schritt evaluiert. Die ersten klinischen Kriseninterventionsteams wurden 2007 in München und 2014 in Bonn ins Leben gerufen. Nach vielen Ansätzen der regionalen und deutschlandweiten Entwicklung ist es während der Coronapandemie im Herbst 2020 gelungen, den Grundstein für die Etablierung eines Netzwerks Klinische Krisenintervention unter dem Dach der Deutschen Interdisziplinären Vereinigung für Intensiv- und Notfallmedizin (DIVI) zu legen. Knapp 30 Expertinnen und Experten aus der klinischen Krisenintervention haben sich in Berlin zu einem Auftakttreffen zusammengefunden, um sich kennenzulernen, die Projekte vorzustellen und im wahrsten Sinne zu »netzwerken«. Die erhaltene Aufmerksamkeit der Intensiv- und Notfallmedizin während der Coronapandemie hat die Wichtigkeit der innerklinischen Versorgungsprozesse noch einmal verdeutlicht. Vielleicht ist somit der Startschuss für einen Konsensus-Prozess, analog der Präklinik vor knapp 15 Jahren, gegeben.

## 5.2 Zuständigkeiten und Kompetenzen

Im Gegensatz zu den präklinischen Kriseninterventionsstrukturen gilt die innerklinische PSNV fast schon als rückschrittig und am Anfang einer hoffentlich gelingenden Entwicklung und Etablierung. Im Jahre 1989 war ein tragisches Ereignis in München, bei dem ein Junge im Rahmen eines Straßenbahnunglücks erfasst wurde, ausschlaggebend für die Gründung des Kriseninterventionsteams München (KIT München), das dann 1994 ins Leben gerufen wurde.

Seit Anfang und Mitte der 1990er Jahre schossen die Kriseninterventionsteams regelrecht aus dem Boden. Oft war ein Unglück oder eine Katastrophe der Grund für eine derartige Einrichtung. Auch innerklinisch erkennt man diese Entwicklungen und spürt die Notwendigkeit einer fest installierten Kriseninterventionsstruktur, die nicht nur improvisiert daherkommt und sich zudem nicht aus den Ressourcen der präklinischen Krisenintervention speist. Gräff et al. veröffentlichten 2017 erste Ergebnisse zur Etablierung eines klinischen Kriseninterventionsteams mit einer Analyse des Pilotprojekts in innerklinischen Strukturen (vgl. Gräff et al. 2017).

**Merke**

> **Ziele und Verantwortlichkeiten der klinischen Krisenintervention**
>
> Die klinische Krisenintervention hat, analog zur präklinischen Krisenintervention, das primäre Ziel, Angehörige und Betroffene zeitnah (peritraumatisch) zu unterstützen und Hilfe zur Selbsthilfe zu leisten. Dies erfolgt, Stand heute, mit weitergebildeten Mitarbeitenden aus Pflege, Sozialarbeit, Medizin, Seelsorge, Verwaltung u. v. m., aber auch mit klinischen notfallpsychologischen Fachpersonen.

Einsatzindikationen für eine Begleitung von Angehörigen/eine Krisenintervention am Beispiel des klinischen Kriseninterventionsteams der Universitätsklinik Bonn (Gräff et al. 2017):

- Schwere Verletzungen
- Laufende/erfolglose Reanimation
- Unerwartete Diagnose bei Schwerstkranken
- Unerwarteter Tod eines Patienten
- Überbringung einer Todesnachricht
- Mitarbeiterbetreuung
- Unerwarteter Tod eines Kindes
- Suizid(-versuch)
- Vergewaltigung

**Merke**

> **Aufgaben**
>
> Die Entlastung der Betroffenen durch Anstoßen der eigenen Bewältigungsmöglichkeiten (Coping), der Einsatz von gezielten Interventionen und die menschliche und zeitliche Begleitung von Angehörigen in akuten Krisensituationen in der Klinik sind die Hauptaufgaben eines Kriseninterventionsdienstes.

**Merke**

> »Peritraumatisch« beschreibt den Zeitraum möglichst nahe am kritischen Ereignis. Dort sollte die Krisenintervention ansetzen und eine Begleitung angeboten werden.

Klinische Standards zur Psychosozialen Notfallversorgung gibt es bis anhin nur vereinzelt und improvisiert. Sie sind vielerorts an Erkenntnisse aus Erfahrung und Forschung der Präklinik orientiert und angelegt. Bisher wurde die Lücke der innerklinischen psychosozialen Begleitung in akuten Krisensituationen, z. B. in Notaufnahmen und Intensivstationen, klassisch durch die Zuwendung und Zeit von Pflegepersonen und Mitarbeitenden aus dem medizinisch-ärztlichen Dienst geschlossen. Diese Personengruppen haben jedoch nicht die ausreichende Ausbildung und die notwenigen Zeitfenster für die Begleitung. »Für alle Beteiligten ist diese Situation dadurch zumeist unbefriedigend und hochbelastend. Entsprechend bedarf es einer geregelten Struktur, die im Falle einer drohenden oder empfundenen Überforderung des Personals mit der krisenhaften Situation die psychosoziale Begleitung der Betroffenen unterstützt« (Gräff et al. 2017).

Für die Ausbildung der klinischen Krisenintervensmitarbeitenden gibt es unterschiedliche Empfehlungen und Ansatzpunkte. Die meist interprofessionelle Zusammensetzung der Teams zeugt auch von einer Heterogenität der bisherigen Kompetenzen und Erfahrungen im Umgang mit Betroffenen und Angehörigen. So sind Mitarbeitende von Intensiv- und Notfallabteilungen häufiger mit derartigen Situationen konfrontiert und können von einer gewissen Erfahrung im Umgang mit extremen Notfallsituationen sprechen. D. h. noch lange nicht, dass von Routine und Alltag gesprochen werden kann. Dennoch können Erfahrungen und Erlebnisse verknüpft werden. Auch in den unterschiedlichen Bildungs- und Studiengängen sind nur zum Teil Krisenkompetenz-Inhalte curricular abgebildet. So orientieren sich bisher noch viele innerklinische Krisenintervensionsteams bei ihren Aus- und Fortbildungsangeboten an den präklinischen Krisenintervensionsteams im Rettungsdienst. Die Unterrichtsinhalte sind in vielen Punkten deckungsgleich. Jedoch nicht unwichtig ist der Unterschied des Settings. Krisenintervention in einem Krankenhaus unterscheidet sich von der im Rettungsdienst.

Wenn man sich die unterschiedlichen Lehrpläne der Hilfsorganisationen und PSNV-Anbieter anschaut, so sind auch oft Themen wie »Krisenintervention im Krankenhaus« bzw. Schnittstellenarbeit zwischen Präklinik und Klinik zu finden. Sicherlich sind diese Themen wichtig und auch sinnvoll für präklinische Teams.

Die Arbeit von präklinischen, ehrenamtlich agierenden PSNV-Teams in der Klinik gilt jedoch als kritisch und führt nicht selten zu Problemen. Oft arbeiten die Krisenintervensionsteams auf Zuruf der Kliniken, meist Notaufnahmen und Intensivstationen. Die Kontakte für eine derartige Zusammenarbeit sind oft niederschwellig durch die Zusammenarbeit im Rettungsdienst entstanden und jahrelang tradiert. Wichtig beim Einsatz von ehrenamtlichen PSNV-Kräften in der Klinik sind die Rahmenbedingungen, die vertraglichen Bindungen sowie der Versicherungsschutz für die Einsatzpersonen. Hierbei ist zu erwähnen, dass eine enge Vernetzung zwischen Präklinik und innerklinischen Personen und Teams auf jeden Fall stattfinden muss und wichtig ist. Präklinische Teams begleiten Angehörige in die Klinik, nehmen telefonischen Kontakt mit Notaufnahmen und Intensivstationen auf, sind das Bindeglied zwischen Angehörigen, Betroffenen und der Klinik. Bei den Schnittstellen können auch die Unterrichtsinhalte der Krisenintervensionsteams für die Notaufnahmen und Intensivstationen interessant sein. So können sich beide Seiten kennenlernen und vom Angebot profitieren.

Dennoch ist es das Ziel, klinische Krisenintervensionsteams zu etablieren, diese interprofessionell und gut ausgewählt zusammenzusetzen, sie auf einem sehr guten Niveau weiterzubilden und im Setting Klinik ein Angebot für Betroffene und Angehörige zu schaffen. Ein klar abgegrenztes Aufgabenspektrum für die präklinischen und innerklinischen Teams ist für die Arbeit wichtig. Beide Bereiche sind somit Profis in ihren eigenen Feldern. Eine Zusammenarbeit beider Gruppierungen ist im Einzelfall zu besprechen, eventuell vertraglich zu regeln und zu kultivieren. Die Übergabe von Betroffenen und Angehörigen von Präklinik an die klinischen Kriseninterventionsmitarbeiter ist eine wichtige Schnittstelle, ebenso wie z. B. die Zusammenarbeit im Großschadensfall.

Das neu gegründete Netzwerk Klinische Krisenintervention unter dem Dach der Sektionen Psychologische Versorgungsstrukturen und Perspektive Resilienz in der DIVI will sich auch mit dem Thema Schnittstellenarbeit Klinik/Präklinik beschäftigen und Synergien und Ressourcen nutzen. Wichtig festzuhalten ist, dass man auf die fast 30-jährige Erfahrung der präklinischen Notfall- und Rettungsmedizin in Sachen Krisenintervention und PSNV blicken und zurückgreifen kann. Beide Seiten, Präklinik und Klink, sollten sich keinesfalls konkurrieren, sondern ganz im Gegenteil befruchten, unterstützen und austauschen. Ähnlich wie beim Konsensus-Prozess der PSNV-B und -E wäre ein solcher Prozess in der klinischen Landschaft erstrebenswert und sinnvoll.

Die Zusammensetzung der innerklinischen Kriseninterventionsteams ist derzeit unterschiedlich geregelt. Die meisten bestehenden Teams sind interprofessionell aufgestellt. D. h. aus mehreren Professionen und Disziplinen arbeiten Mitarbeitende in den Teams zusammen. Bei der Auftaktveranstaltung des Netzwerks Klinische Krisenintervention der DIVI waren auch Vertreter der Krankenhausseelsorge und der Notfallseelsorge zu Gast. Die interprofessionelle innerklinische Zusammenarbeit versteht sich in der Krisenintervention als selbstverständlich. Ein klinisches Kriseninterventionsteam konkurriert nicht mit den Mitarbeitenden der Krankenhausseelsorge, sie ergänzen und unterstützen sich im Einzelfall. Optimalerweise sind Mitglieder der Krankenhausseelsorge, konfessionsübergreifend, sogar selbst Mitglieder der klinischen Kriseninterventionsteams. Falls dies nicht angestrebt werden soll, ist eine Vernetzung und kompetenzielle Absprache wichtig und richtig. Die Krankenhausseelsorge ist in vielen Fällen wertvolle Stütze und Ankerpunkt für Betroffene und Angehörige. Das seelsorgerische Angebot ist durch kein anderes Angebot zu ersetzen und ist für viele in Zeiten des Leidens, des Sterbens und des Abschiednehmens ein großes Bedürfnis. Die Krankensalbung, die letzte Ölung sowie das Sprechen eines Gebets, theologische Fragen nach Sinn und Grund einer Erkrankung und die Nottaufe von Neugeborenen sind nur einige Beispiele von seelsorgerischer Krisenintervention in der Klinik.

Zusammenfassend lässt sich also sagen, dass Mitarbeitende in klinischen Kriseninterventionsteams auf die Interprofessionalität innerhalb der Klinik angewiesen sind, z. B. im Kontakt und der Zusammenarbeit mit der Krankenhausseelsorge und dem Sozialdienst. Alle am Begleitungsprozess Beteiligten setzen sich zum Wohle der Patienten, Betroffenen, Angehörigen und Hinterbliebenen ein und aktivieren in den Kriseninterventionen Ressourcen und Copingstrategien. Auch bei unterschiedlichen Herangehens- und Arbeitsweisen muss das oberste Ziel im Vordergrund stehen: die optimale und professionelle Begleitung von Personen in akuten Krisensituationen in der Klinik.

## 5.3 Grundlagen der Kommunikation in Krisensituationen

Die gelingende Kommunikation in akuten Krisensituationen in der Notaufnahme basiert auf einer fundierten Ausbildung, einer guten Organisation und den passenden Rahmenbedingungen sowie auf der Haltung der Mitarbeitenden, die mit Krisenintervention Betroffene und Angehörige begleiten.

> »Die Reaktionen Betroffener nahe am Ereignis sind gekennzeichnet durch das Schwanken zwischen Konfrontation und Vermeidung. Die Technik der Gesprächsführung in der Krisenintervention besteht darin ›mit dem Symptom zu gehen‹ und die Personen in ihrer Reaktionsweise zu begleiten ohne gegen diese Reaktionen anzuarbeiten.« (Juen et al. 2012, S. 47)

In der nahe am Ereignis stattfindenden (peritraumatischen) Phase ist es wichtig, für Angehörige und Betroffene eine Unterstützung zu sein, indem man Gefühle wie Bedrohung und des Nicht-Bewältigen-Könnens minimiert und sie »beschützt«. Ziel in der Krisenintervention ist es, Reaktionen und Bedürfnisse von Angehörigen zu erkennen und den betroffenen Personen die Möglichkeit zu geben, ihre eigenen Copingstrategien, also Bewältigungsstrategien, zu aktivieren.

### Die Begrüßung

Ein guter Erstkontakt geschieht mit einer gelingenden Begrüßung, bei der man sich mit Namen und Funktion in der Abteilung vorstellen sollte. Das ist wichtig, um eindeutig als Helfender identifiziert zu werden. Dann sollte verdeutlicht werden, dass man ausschließlich jetzt für den Betroffenen da ist und Zeit hat. Durch diese Mitteilung wird signalisiert, dass Unterstützung da ist und eine vertrauensvolle Beziehung aufgebaut werden kann. Wichtig ist, den Gegenüber auch mit Namen zu kennen und in Erfahrung zu bringen, in welcher Beziehung er zum verletzten oder verstorbenen Patienten steht oder stand.

Notfallsituationen sind komplex. Man stelle sich eine Reanimationssituation im häuslichen Bereich vor, bei der die Ehefrau und die Kinder das Notfallopfer zuerst laienreanimiert und dann in der Klinik nach halbstündiger Reanimation die Todesnachricht übermittelt bekommen haben. »Derartig komplexe Situationen sollten von einem Helfer reduziert werden. Ein Psycho-sozialer Notfallhelfer kann die Aufgabe übernehmen, die Situation zu strukturieren und zu managen. Die Anzahl der Personen, die

Kontakt mit den direkten und indirekten Notfallopfern haben, sollte reduziert werden.« (Lasogga 2008, S. 100)

### Beruhigung

Angehörige und Betroffene sind in akuten Krisensituationen, z. B. nach der Überbringung einer Todesnachricht in der Notaufnahme, extrem aufgeregt und beunruhigt. Über die Vermittlung von Sicherheit durch die Anwesenheit eines psychosozialen Kriseninterventionsmitarbeiters, einer Pflegeperson, eines Arztes oder einer Seelsorgeperson kann eine gewisse Beruhigung eintreten. Ein Einordnen und Verbalisieren des Geschehens und das Vermitteln, dass die Betroffenen und Angehörigen in diesem Raum jetzt sicher sind, kann eine weitere Entspannung herbeiführen. In der abgeschirmten Umgebung kann ein guter Kontakt aufgebaut werden. Auch kann es hilfreich sein, anzusprechen, dass man als Mitarbeitender in Notaufnahmen mit solchen Verzweiflungen, Gedankenströmen und emotionalen Reaktionen umgehen kann und diese nach einiger Zeit wieder abflauen. »Nur ein Helfer, der als kompetent erlebt wird, wirkt beruhigend. Ein Helfer sollte auch deshalb zeigen, dass er kompetent ist. Er sollte seine Maßnahmen ruhig, aber auch deutlich vornehmen.« (Lasogga 2008, S. 101)

Mit einer langsamen und deutlichen verbalen, nonverbalen und paraverbalen Sprache kann eine Beruhigung der Situation unterstützt werden. Diese Art der Kommunikation sollte sich durch die gesamte Zeit der Begleitung durchziehen. Mimik und Gestik sollten zur verbalen Kommunikation passen und Zweideutigkeiten in Aussagen sollten vermieden werden. Körperkontakt empfinden viele Betroffene als angenehm und sicherheitsunterstützend. Jedoch sollte damit sparsam und behutsam umgegangen werden. Bei körperlichen Berührungen sollten Helfende Vorsicht walten lassen, denn nicht jedem Betroffenen ist Körperkontakt angenehm. Jemandem die Hand zu halten, in den Arm zu nehmen oder die Hand auf die Arme zu legen, kann beruhigend wirken. Als ebenfalls unterstützend hat es sich bewährt, Betroffene und Angehörige aufzufordern, sich auf die Atmung zu konzentrieren und gezielt ein- und auszuatmen. Auch kann es hilfreich sein, eine Zeit lang gemeinsam zu atmen oder nach jedem Ausatmen an etwas Bestimmtes zu denken. Somit kann einer drohenden Hyperventilation vorgebeugt werden.

Weinen kann sehr entlastend wirken und beruhigen. Oft ist es vielen Menschen, vor allem Männern, unangenehm vor ihren Angehörigen, Pflegepersonen oder Kriseninterventionshelfern zu weinen. Wenn Betroffene mit den Tränen kämpfen, hilft auch oft eine Bestärkung zum Weinen. Somit erteilen die Kriseninterventionshelfer die Legitimation zum Weinen.

Auch hilft es Betroffenen in Extremsituationen, sich hinzusetzen. Die Verbindung zum Boden, zur Erde wirkt beruhigend und im wahrsten Sinne erdend. Bei der Überbringung von Todesnachrichten und Lebensgefahrsituationen sollten alle Beteiligten Platz nehmen, bevor die Nachricht ausgesprochen wird.

## Aktives Zuhören

Am Allerwichtigsten für viele Betroffene ist, über das Ereignis sprechen zu können und dass ihnen aktiv zugehört wird. Der Betroffene gibt den Inhalt und das Erzähltempo vor und wird vom Kriseninterventionshelfer aktiv in der Erzählung begleitet und unterstützt. Mit der Methode des »aktiven Zuhörens« nach Rogers kann ein Gesprächsfaden aufrechterhalten werden und der Betroffene bekommt das authentische Gefühl des Ernstgenommen-Werdens vermittelt. Wichtig ist eine wertfreie und gewaltlose Kommunikation, mit der eine gute Beziehung zum Betroffenen aufgebaut werden kann. Zu beachten ist, dass man Nachfragen und orientierende Fragen stellen sollte, die den Zeitraum vor und nach dem Ereignis, das zur akuten Krisensituation geführt hat, betreffen. Ein »Wühlen« im Ereignis sollte tunlichst von Kriseninterventionshelfern vermieden werden.

> Negatives Beispiel: »Was fühlten Sie in dem Moment, als Ihr Ehemann mit dem Hinterkopf auf die Steinplatte aufgeschlagen war?«

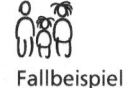
Fallbeispiel

Eine Konfrontation mit dem Ereignis entspricht einem therapeutischen Ansatz. Auch ein Nachbohren und Nachforschen von Seiten der Kriseninterventionshelfer wirkt aufdrängend und kontraproduktiv. Mit offenen, wohlüberlegten Fragen kommt man zum Ziel der Bewältigungsstrategieaktivierung.

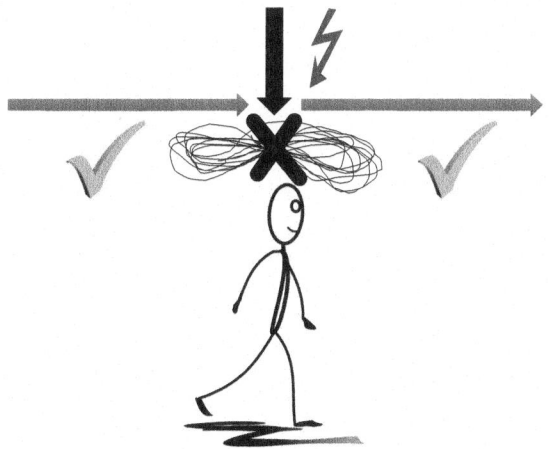

Abb. 5.1:
Nicht im Ereignis wühlen (eigene Darstellung)

»Notfallopfer empfinden es aber auch angenehm, schweigen zu können. Dabei wird es als positiv erlebt, dass einfach jemand da ist und sie nicht alleine sind. Sie [die Betroffenen, Anmerkung des Autors] sollten nicht zum Reden gedrängt werden, auch bei späteren Kontakten nicht. Sie könnten dies als kontraproduktiv erleben, und es besteht sogar die Gefahr einer Retraumatisierung.« (Lasogga 2008, S. 103)

Schweigen und Stille in der Begleitung von Angehörigen auszuhalten, ist schwierig und muss trainiert werden. Ein Abheben in den »gedanklichen Hubschrauber«, also der Blick von oben auf sich selbst, und ein intensives Beobachten des Gegenübers und der Situation können ratsame Helfer sein.

### Informieren

Zeitnahes, ehrliches und transparentes Informieren erleben Betroffene als bedeutsam und fast schon überlebenswichtig. Gerade in unsicheren, lebensbedrohlichen Reanimationssituationen ist eine ehrliche Information, zeitnah und verständlich, sinnvoll. Diese Informationen sollten jedoch sparsam, gezielt und dosiert an Angehörige und Betroffene gegeben werden, um sie nicht zu überfordern. »Es ist also darauf zu achten, wie aufnahmefähig das Opfer in dieser Situation ist. Dabei spielt auch der zeitliche Abstand zu dem Notfall eine Rolle. Wenn der Notfall länger zurück liegt, kann das Opfer mehr Informationen aufnehmen und wünscht in der Regel auch mehr Informationen.« (Lasogga 2008, S. 103)

Informationen dienen dazu, das Geschehene fass- und greifbar zu machen. Dieser Abgleich im Kontakt mit dem Schwerverletzten oder Verstorbenen unterstützt eine Realitätsbildung für die Angehörigen, Betroffenen und Hinterbliebenen. Mit der kognitiven Einordnung des Geschehen kann das Kohärenzgefühl, also das Selbststärkungsgefühl, entfacht werden. Manchmal ist es auch wichtig, Informationen aktiv Betroffenen zu geben, auch wenn nicht ausdrücklich danach gefragt wird. Wenn die Information für eine Entspannung sorgt, ist sie angebracht, vor allem in dem Fall, wenn sich Betroffene falsche Bilder vorstellen und Gedanken über das Ereignis machen. Für die Begleitung von Kleinkindern und Kindern kann die Foto-Methode eine gute Informationsquelle darstellen, bevor man z. B. den Erstkontakt zum Verstorbenen oder Schwerverunfallten herstellt. Mit dem Smartphone wird die Szene fotografiert und dem Kind in einem geschützten Rahmen behutsam erklärt. Dies schafft eine schützende Erklärung aus einer sicheren Distanz und bereitet auf den folgenden Erstkontakt zum Verletzten/Verstorbenen realistisch vor. Auch kann es wichtig sein, Informationen immer wieder zu wiederholen, damit es Betroffene begreifen können.

### Struktur geben

Nach der Phase des Zuhörens und des Informierens kommt jetzt die Phase des Strukturierens und des Zusammenfassens. Das Geschehene und Erlebte sollte nun strukturiert und mithilfe der Kriseninterventionshelfer durch Zusammenhänge verknüpft werden (vgl. Lasogga & Gasch 2008).

### Selbstkontrolle und Ressourcen aktivieren

Mit dem Erlangen von Handlungsfähigkeit und Aktivieren von Copingstrategien ist eine gute Krisenintervention schon auf der Zielgeraden. Der erste Kontakt zum sozialen Netzwerk über ein eigens getätigtes Telefonat oder das Führen eines Wasserglases zum Mund können schon erste Copingstrategien und Ansätze für die Aktivierung von Ressourcen sein. Diese können von Kriseninterventionshelfern unterstützt und ermutigt werden.

Für die gelingende Gesprächsführung ist zusammenfassend Folgendes entscheidend (vgl. Nikendei 2017):

- Der Kontakt mit Betroffenen, Angehörigen und Hinterbliebenen sollte keinesfalls erzwungen werden. Betroffene dürfen auch eine Begleitung ablehnen.
- Im besten Fall sollten die gleichen Kriseninterventionshelfer die Betroffenen begleiten. Ein Personalwechsel in der Begleitung kann zu Schichtende oder nach einer gewissen Zeit notwendig werden.
- Kriseninterventionshelfer sollten keine (schauspielerische) Rolle spielen. Mit Authentizität und Echtheit im Auftritt wird die Begleitung erfolgreich.
- Bedürfnisse von Betroffenen haben oberste Priorität in der Begleitung. Alle Bedürfnisse, die Betroffene bestärken und weiterbringen, haben ihre Berechtigung. Falls einem Bedürfnis, z. B. der rasche Erstkontakt zum Schwerverletzten, noch nicht nachgegangen werden kann, z. B. aufgrund einer OP- oder Schockraumversorgung, so muss dieses Bedürfnis als wichtig betrachtet und dennoch bestärkt werden. Es sollte eine zeitnahe Einlösung in Aussicht gestellt werden, wenn dies möglich ist.
- Informationen und Gesagtes bei Bedarf wiederholen
- Bewältigungsstrategien aktivieren und fördern. Der Wunsch, Angehörige selbst via Telefonanruf zu benachrichtigen, gilt z. B. als wichtiger Meilenstein in der Begleitung.

Das Zusammenspiel des PSNV-3-Satzes von A. Nikendei beschreibt abschließend die wichtigen Eckpfeiler der Psychosozialen Notfallversorgung (Nikendei 2017):

1. Ich nehme die Situation und die Betroffenen wahr.
2. Ich nehme mich wahr.
3. Ich nehme die Bedürfnisse meines Gegenübers wahr.

Mit dieser Haltung gelingt eine gute und professionelle prä- und innerklinische Krisenintervention.

## 5.4 Klinische Krisenintervention am Beispiel: Überbringen von Todesnachrichten und Lebensgefahrsituationen mittels dem SAfE-Kommunikationsmodell

Die wohl schwierigste Kommunikationssituation im Rahmen einer beginnenden Krisenintervention ist das Überbringen von bad news, schlechten Nachrichten an Angehörige und Betroffene. Über Lebensgefahrsituationen und Todesnachrichten zu informieren, erfordert eine optimale Vorbereitung für das Überbringerteam. Was helfen kann, ist das im Jahr 2014 entwickelte Kommunikationsmodell SAfE – Sicheres Auftreten nach frustranen Ereignissen. *Frustran* beschreibt darin eine (potentiell) vergebliche Situation für Hinterbliebene, Angehörige und Betroffene.

Wie fit fühlen sich Mitarbeitende von Notaufnahmen und Intensivstationen im Überbringen von Todesnachrichten und Lebensgefahrsituationen? Man kann es ruhig offen zugeben: Es fällt schwer, Angehörigen und Betroffenen gegenüberzutreten und mitzuteilen, dass ein geliebtes Familienmitglied soeben auf der Intensivstation verstorben ist oder im Schockraum der Notaufnahme nach einem Verkehrsunfall gerade um das Überleben kämpft. Es ist schwierig und belastend, die Reaktionen mitzuerleben, auszuhalten, dabei selbst stabil zu bleiben und ihnen zu begegnen. In der Tat kostet es viel Überwindung, mit Gefühlsausbrüchen, körperlichen Reaktionen, Weinen und Schreien, Kollabieren, dem Verharren in Schockstarre, aber auch mit gefühlt »unnormalen« Reaktionen umzugehen. So unterschiedlich können die Reaktionen nach einer überbrachten Nachricht im Kontext Lebensgefahr und Tod sein. Oft sind es Ärzte, die eine solche Nachricht, oft auch noch während des laufenden Therapieprozesses bei Lebensgefahrsituationen, überbringen. Manchmal werden sie von Pflegepersonen aus Notaufnahmen und Intensivstationen begleitet. Man weiß, dass die Ausbildung dieser Kompetenzen, d. h. das Praxis- und Simulationstraining im Rahmen des Medizinstudiums, der Facharztweiterbildung oder der Pflegeaus- und Weiterbildung, quasi wenig bis nicht stattfinden. Die Vorbereitung auf solche Situationen kommt oft zu kurz und Mitarbeitende sind zu wenig qualifiziert und fühlen sich »ins kalte Wasser geworfen«. Aus diesem Grund wurde 2014 das erste wissenschaftlich-praktische, innerklinische Kommunikationsmodell SAfE entwickelt, um Ärzten und Pflegepersonen eine Hilfestellung in den wohl schwierigsten Gesprächssituationen mit an die Hand zu geben – Lebensgefahr und akutes Todesereignis. SAfE entstand aus langjähriger Praxiserfahrung in der innerklinischen Intensiv- und Notfallmedizin, aus teilnehmender Beobachtung, aus Interviews mit Überbringenden sowie durch die Arbeit mit Klienten, Angehörigen und Betroffenen – in der Klinik sowie in der präklinischen Kriseninterventionsarbeit. Ziel ist es, Ärzten und Pflegepersonen Sicherheit und Struktur an die Hand zu geben, um sich in kritischen Kommunikationssituationen trotz eigener emotionaler Betroffenheit und Stress professionell verhalten zu können.

Wissenschaftlich stützt sich das Modell auf Theorien der Salutogenese-, Stress-, Trauma- und Notfallpsychologieforschung und enthält psychotraumatologische Grundkenntnisse gepaart mit wertvollen Praxistipps. Es soll eine konkrete Hilfestellung vor einer Überbringung darstellen und wird durch einen Impulsvortrag und Simulationstraining vorab im Team Medizin-Pflege vorgestellt und geübt. Im besten Fall erfolgt dieses Simulationstraining mit Schauspielbetroffenen und einer professionellen Trainings-Infrastruktur in einer Bildungseinrichtung. Diese Trainings werden laufend im Dreiländereck Deutschland, Österreich und der Schweiz angeboten.

Das Kommunikationsmodell SAfE besteht aus vier Hauptphasen. Diese umrahmen die wichtigen Erstinformationen, die klar und deutlich an Betroffene und Hinterbliebene ausgesprochen werden sollen. SAfE versteht sich nicht als starres Muster und Konzept, sondern gibt eine Orientierung vor, während und nach der Überbringung. Personen, die eine schlechte Nachricht an Angehörige überbringen, sollten sich ausreichend Zeit einplanen. Eine zeitliche Angabe zu treffen, ist jedoch kaum möglich. So verschieden sind die Konstellationen und Settings. Die Phase der Überbringung an sich dauert nicht länger als fünf Minuten. Phase drei und vier können sich dynamisch entwickeln. In der vierten, in die Zukunft gerichtete Phase wird vom Überbringerteam erwartet, dass eine erste Struktur und ein Fahrplan vorgegeben und Copingstrategien mobilisiert werden sollen. Die Vorbereitungsphase sollte sorgfältig beachtet werden, ist zeitlich aber flexibel gestaltbar.

## Zu den einzelnen Phasen

In der Vorbereitungsphase bereitet sich das Team auf die nahende Überbringung vor. Ein Team besteht bestenfalls aus einem Kommunikationstandem Arzt/Ärztin und Pflegeperson. Zu diesem Zeitpunkt ist schon klar, dass sich Angehörige auf dem Weg zur Klinik befinden und in wenigen Minuten vor der Notaufnahme oder Intensivstation stehen. In der ersten Phase ist es wichtig, sich so viel Informationen wie nur möglich einzuholen. Z. B. wie ist es zum Unfall oder Unglück gekommen? Wie waren die Umstände am Unfallort? Wie viele Personen waren beteiligt? Wer ist betroffen? Wie lauten Diagnosen und welche Therapie läuft gerade? Sollte es sich um die Überbringung einer Lebensgefahrsituation handeln, ist die aktuelle Situation zum Zeitpunkt der Überbringung ausschlaggebend. Zur Vorbereitung gilt auch, dass man sich um ein geeignetes Setting bemüht, das, im besten Fall, in einem dafür vorgesehenen Gesprächs- oder Angehörigenraum stattfindet (Bitte nicht in einem von Aktenbergen einnehmenden Arztzimmer!). Es sollte an ausreichend Platz und Sitzmöglichkeiten gedacht werden. Die Vorbereitung von Mineralwasser und Taschentüchern ist empfehlenswert.

In der zweiten Phase bereitet sich das Team auf die Überbringung der Todesnachricht oder Lebensgefahrsituation als solche vor. Das Team teilt sich auf: Eine Person übernimmt den Kommunikationspart, die andere Person ist aktiv mit dabei, beobachtet und unterstützt. Das Team sollte sich auch die Frage stellen, wer für welchen Part am besten geeignet ist und ob man überhaupt im jetzigen Moment in der Lage ist, eine solche Nachricht zu überbringen. Was alles kann das Team erwarten? Das Team spielt Worst-Case-Szenarien durch und stellt sich die Angehörigen vor. Was kann im schlimmsten Fall passieren? Der Austausch darüber ist wichtig und richtig. Auch muss kurz die Dienstkleidung und persönliche Optik gecheckt werden. Wie sieht das Überbringerteam aus? Blutverschmiert, schwitzend oder nach Zigarettenrauch riechend, wären keine guten Anzeichen für ein Gegenübertreten mit den Angehörigen. Aus der Psychotraumatologie weiß man, dass Angehörige sich negative Details merken und diese sich ins Traumagedächtnis einspeichern können. Dann erfolgt ein letzter Check: Wie gestaltet das Team den Auftritt? Letzte Absprachen werden getroffen.

Dann kommt es zum Kontakt mit den Angehörigen. Nach einer kurzen Vorstellung (cave Händehygiene: In diesen Momenten ist ein Handschlag zur Begrüßung zu empfehlen und stellt einen wichtigen Erstkontakt zu den Angehörigen dar.) werden die Angehörigen gebeten, in den vorbereiteten Raum mit ausreichend Sitzmöglichkeiten zu folgen. Alle anwesenden Personen werden gebeten, Platz zu nehmen. Schon diese verbale und körperliche Geste weist auf die Schwere der Information hin, die gleich folgen wird. Dann werden die drei Erstinformationen überbracht. Aus der Notfallpsychologie und Traumaforschung weiß man, dass Personen in solchen Momenten nicht mehr als drei Informationen aufnehmen können.

### Beispiel Überbringung Todesnachricht (Name frei erfunden)

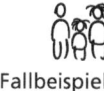
Fallbeispiel

»Wir müssen Ihnen leider mitteilen, dass Ihr Sohn Manuel soeben bei uns verstorben ist.« *PAUSE*
Dieser Satz wird langsam, deutlich und ohne Zusatzinformationen ausgesprochen. Eventuell wird er wiederholt.

### Beispiel Überbringung Lebensgefahrsituation (Name frei erfunden)

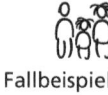
Fallbeispiel

»Wir müssen Ihnen leider mitteilen, dass Ihr Sohn Manuel beim Verkehrsunfall schwer verletzt wurde. Er hat eine schwere Kopf- und Bauchverletzung. Im Moment wird er wiederbelebt und wir wissen nicht, ob er die Situation überlebt.« *PAUSE*
Eventuell werden Teilelemente wiederholt.

Die kurze Diagnose (Kopf- und Bauchverletzung) sollte möglichst in einfacher Sprache übermittelt werden und sich auf die lebensgefährlichen Hauptdiagnosen beschränken. Mit dem Nicht-Wissen über den offenen Ausgang ist eine Prognose in Aussicht gestellt. Diese Ungewissheit müsste so auch transparent verdeutlicht werden. Das in Aussicht stellen irrealer Hoffnung wäre ein großer Fehler. Wichtig ist eine ruhige und deutliche Sprache, ohne Fachwörter und Verschnörkelungen. Die Erstinformationen sind kurz und prägnant zu vermitteln.

Nach diesen Erstinformationen kommt es zur emotionalen Phase. Hier können die Gefühlsausbrüche der Angehörigen und Betroffenen sehr unterschiedlich sein. Wichtig ist hier, aktiv zuzuhören, Gefühle zuzulassen, Stille und Schweigen auszuhalten und sich als Überbringerteam gut zu beobachten und zu unterstützen. In dieser Phase sollte das Team noch zu zweit sein. Auch können Angehörige körperlich reagieren. Diese Reaktionen belasten das Team und sind nur schwer auszuhalten. Das Dabeisein und Mit-Aushalten erleben Angehörige als unterstützend. Wichtig in dieser Phase ist für das Kommunikationstandem unbedingt, bei sich zu bleiben und sich gegenseitig im Auge zu haben.

Nach Minuten der Verarbeitung und emotionalen Ausbrüche werden in den meisten Fällen erste Fragen gestellt. In der prospektiven Phase, die zukunftsgerichtet geplant werden soll, werden erste Bewältigungsstrategien (Copingstrategien) aktiviert. Das Team sollte unbedingt Fragen zulassen und nachhaken, ob für den Moment noch Unklarheiten bestehen. Betroffene und Hinterbliebene brauchen in diesem Augenblick einen Fahrplan und die Aussicht auf schnellen Kontakt zum verletzten oder verstorbenen Angehörigen. Dieser Kontakt kann in einem ersten Schritt auch mit Abstand zum Patientenbett geplant werden und ist auch über ein Türfenster möglich. In dieser Phase kann sich, je nach Zusammensetzung der Angehörigen und zeitlichen Ressourcen, eine Person aus dem Überbringerteam herauslösen. Den Angehörigen sollte etwas zu Trinken und der Raum als sichere Umgebung für die nächste Zeit angeboten werden. Falls eine längere Begleitung der Angehörigen nötig wird, kann das Team zur Unterstützung die Krankenhausseelsorge, den Sozialdienst oder das klinische Kriseninterventionsteam hinzuziehen.

Die Überbringung einer Todesnachricht oder Lebensgefahrsituation an Angehörige, Betroffene und Hinterbliebene ist eine kommunikative und psychologische Extremsituation. Das Team sollte diese Situation unbedingt mithilfe des Kommunikationsmodells zeitnah reflektieren und sich gegenseitig Feedback geben. Krisen- und Lebensgefahrsituationen kommen in Notaufnahmen und Intensivstationen regelmäßig vor – sie gehören zum Alltag. Betroffene bringen Mitarbeitenden in diesen Abteilungen großes Vertrauen entgegen und sind zum Teil in großer Angst und Sorge um ihre Lieben. Das sollten sich Mitarbeitende immer wieder vor Augen führen und für diese große Respektsbekundung dankbar und demütig sein. SAfE soll Mitarbeitenden helfen, die Krisenkommunikation zu optimieren und ihnen Sicherheit bei der Überbringung zu geben. Es versteht sich nicht als starres Gerüst, das abzuarbeiten gilt. Vielmehr geht es darum, gut vorbereitet in eine Situation zu gehen, in der Traumafolgen bei Angehörigen durch eine gelingende verbale und nonverbale Kommunikation abgefedert und reduziert werden können. Und wichtig: SAfE wurde für die Praxis in Notaufnahmen und Intensivstationen entwickelt. In knappen Zeitfenstern kann mithilfe des Kommunikationsmodells kompetent und professionell agiert werden.

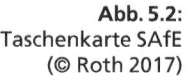

Abb. 5.2:
Taschenkarte SAfE
(© Roth 2017)

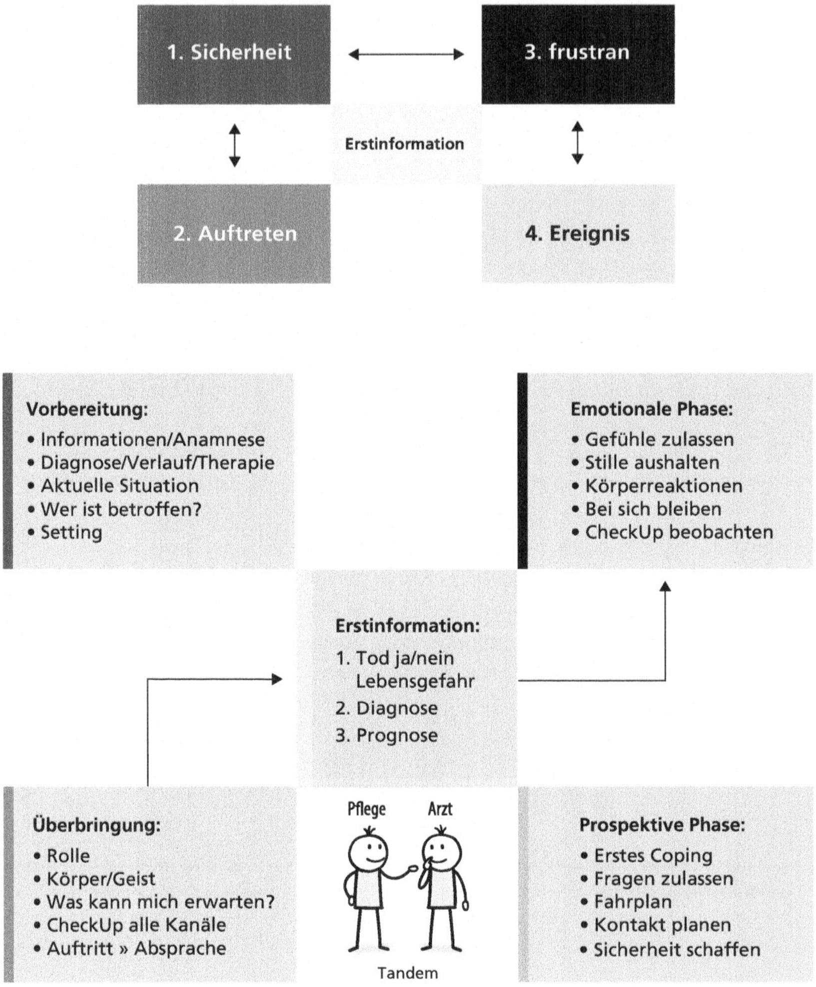

## 5.5 Klinische Krisenintervention am Beispiel: Angehörigenanwesenheit bei kardiopulmonaler Reanimation (AACPR)

Ist es sinnvoll, dass Angehörige eine Reanimation miterleben? Diese Frage stellt sich, wenn man sich mit dem Konzept Angehörigenanwesenheit bei kardiopulmonaler Reanimation (AACPR) auseinandersetzt. Die kardiopulmonale Reanimation ist eine Maßnahme, die in der Notaufnahme häufig stattfindet. Erste Erkenntnisse weisen auf eine positive Wirkung für Angehörige hin, die bei einem solchen Ereignis mit dabei sind. Die Reanimationsmaßnahmen, begleitet durch eine speziell darin geschulte Person, mitzuerleben, kann eine positive Auswirkung auf die Bewältigung des Ereignisses darstellen. Pflegepersonen und Ärzte stehen dem Konzept, Angehörige in extremen Situationen räumlich und persönlich zuzulassen, kritisch gegenüber (vgl. Köberich et al. 2014). Welche Auswirkungen hat die Anwesenheit von Angehörigen auf die Reanimationsmaßnahmen und den Ablauf? Werden sie als Störfaktoren angesehen oder als hilfreiche Unterstützer in Sachen Anamnese und Informationsgewinnung?

Tab. 5.1: Einige Argumente von Ärzten und Pflegepersonen pro und contra AACPR (vgl. Köberich et al. 2014)

| Argumente pro AACPR | Argumente contra AACPR |
|---|---|
| Angehörige begreifen den Ernst der Situation und verstehen, dass alles Menschenmögliche getan wird oder wurde. | AACPR hat keinen Effekt für Angehörige und Patienten und steigert sogar ein traumatisches Erleben (z. B. beim lauten Einsatz von mechanischen Reanimationshilfen). Langfristige Traumafolgestörungen drohen. |
| Angehörige sind in der Lage, beim Therapieentscheidungsprozess aktiv über Weiterführung oder Abbruch einer CPR mit zu überlegen. | Angehörige verstehen nicht, was passiert und sind mit der Situation überfordert. |
| Angehörige verarbeiten das Geschehene und Erlebte und können den Verlust besser verkraften. Sie kommen mit ihrer Trauer besser zurecht. | Angehörige behindern und stören den Ablauf der CPR. Eventuell kollabieren sie beim Anblick und erhöhen somit den Stress beim Notfallteam. Im schlimmsten Fall werden sie aggressiv und leisten Widerstand. Eventuell gibt es vermehrt rechtliche Auseinandersetzungen. |
| AACPR fördert die strukturierte Teamarbeit und somit das professionelle Handeln des CPR-Teams. | In den Räumlichkeiten ist sowieso schon zu wenig Platz und es gibt zu wenig oder kein Personal für eine Begleitung. |

## 5.5.1 Wie sind die Auswirkungen für Angehörige?

Professionelle Helfer befürchten, dass Angehörige das Miterleben der Reanimationsmaßnahmen als traumatisches Ereignis wahrnehmen. Die Studienlage kann diese Einschätzungen nur teilweise stützen. Die Mehrzahl von befragten Angehörigen, die ein solches Ereignis schon einmal miterlebt haben, würde sich wieder für eine Teilnahme entschließen. Es konnte nachgewiesen werden, dass Angehörige, die der Reanimation fernblieben, mehr belastet sind, als Angehörige, die mit dabei waren. »Es zeigte sich sogar, dass Angehörige, die nicht anwesend waren, mehr Symptome einer posttraumatischen Belastungsstörung, vermehrt Angst und häufiger eine Depression aufweisen.« (Köberich et al. 2014, S. 517)

Weitere Studien weisen darauf hin, dass die Vorteile für Angehörige bei Anwesenheit einer CPR überwiegen. Das Gefühl, dem Sterbenden nahe zu sein und zu sehen, dass alles getan wurde, hinterlässt einen positiven Eindruck bei den Angehörigen und Hinterbliebenen. Auch gaben Angehörige an, die Reanimationssituation als spirituelles Erlebnis wahrgenommen zu haben. Angehörige selber fühlen sich unsicher, hilflos und hoffnungslos in solchen Situationen. Somit kann die Anwesenheit von Angehörigen als sinnstiftend und nützlich angesehen werden (vgl. ebd.). Das Ereignis als solches mitzuerleben, das Schwanken zwischen Leben und Tod, zwischen Hoffnung und Trauer, die unsicheren und sicheren Zeichen des Todes zu erkennen, sind nur wenige Beispiele über die komplexe Gefühlslage in diesen Momenten.

### 5.5.2 Auswirkungen auf die Teamleistung

Über die tatsächlichen Auswirkungen der Teamleistung der CPR-Teams unter Anwesenheit von Angehörigen kann wenig gesagt werden. Es gibt wenige Untersuchungen dazu, wie die Teamperformance mit der Anwesenheit von Angehörigen in Zusammenhang steht. Dass Angehörige vermehr aggressiv reagieren und stören, konnte nur in Einzelfällen nachgewiesen werden. Die Anwesenheit von Angehörigen bei CPR hat Auswirkungen auf die Kommunikation und Entscheidungen des Reanimationsteams. »So zeigte sich beispielsweise in einer Untersuchung von Naess et al., dass in rund der Hälfte aller CPR-Fälle professionelle Helfer eine CPR begannen, obwohl sie davon ausgingen, dass diese keinen Erfolg hat. Die Helfer gaben an, hierdurch den Angehörigen die Ernsthaftigkeit der Situation vor Augen führen zu wollen, um dadurch auch ihre persönliche Last der Verantwortung zu lindern.« (Köberich et al. 2014, S. 518)

Zusammenfassend lässt sich sagen, dass die Angehörigenanwesenheit bei CPR im Einzelfall geprüft und entschieden werden muss. Es handelt sich um ein begleitetes Angebot für Angehörige, bei dem Effekte einer besseren Verarbeitung und Reduzierung von Traumafolgen erkennbar sind. Die Datenlage ist aber zu schwach, um eine allgemeingültige Aussage zu treffen. Jedoch wird die Anwesenheit von Angehörigen laut aktuellen Reanimationsleitlinien (ERC) empfohlen. Bei Reanimation von Neugeborenen, Kleinkindern, Kindern und Jugendlichen ist eine Anwesenheit von Eltern zu empfehlen, abhängig vom Einzelfall und der Situation.

Für den Einsatz von AAPCR in der Praxis sollten einige Rahmenbedingungen erfüllt sein (vgl. Köberich et al. 2014):

- Alle Beteiligten akzeptieren und respektieren die Anwesenheit von Angehörigen.
- Das Platzangebot muss ausreichend sein und die Intimsphäre der Mitpatienten muss berücksichtigt werden.
- AACPR muss, falls sich ein Team dafür entscheidet, im Reanimationskonzept theoretisch und praktisch verankert sein.
- Professionelle Helfer sind in AACPR mittels Simulations- und CPR-Trainings zu schulen und auf die Vor- und Nachteile für Angehörige und Helfende hinzuweisen und zu unterrichten.

- Für eine AACPR muss eine qualifizierte Person den Angehörigen für eine adäquate Begleitung zur Seite stehen. Welche Qualifikation braucht diese Person? Zum Beispiel könnten hier auch in AACPR geschulte Krankenhausseelsorge-Personen begleiten sowie die Mitarbeitenden eines klinischen Kriseninterventionsdienstes.
- Angehörige müssen selbst über AACPR informiert werden und entscheiden selbst über eine Teilnahme. Sie müssen über das Schlimmste aufgeklärt werden – und zwar im Vorhinein.
- Angehörige sollen das Erlebte verbalisieren können und benötigen eine qualifizierte Begleitung im Rahmen einer Krisenintervention nach der CPR. Auch das Aktivieren des sozialen Netzwerks nach einem Miterleben ist wichtig und unterstützenswert.

Zusammenfassend lässt sich sagen, dass sich die professionelle Begleitung von Angehörigen während der Reanimation positiv auf das Erleben und Verarbeiten auswirken kann. Wichtig ist aber auch der Schutz der professionellen Helfer. Für den Einsatz von AACPR sollten erst die o. g. Rahmenbedingungen geklärt werden und sich in einem Standard wiederfinden. Angehörige müssen die Möglichkeit der Entscheidung haben, jedoch liegt die endgültige Entscheidung über eine Teilnahme beim CPR-Team.

### Literatur

Gräff I, Schütte N, Seinsch P et al. (2017) Etablierung einer klinischen Krisenintervention, Notfall + Rettungsmedizin, 20(4), S. 345–351 (https://doi.org/10.1007/s10049-016-0248-4)

Juen B, Kratzer D, Beck T (2012) Grundlagen der Gesprächsführung in der Krisenintervention. In: Juen B, Kratzer D (Hrsg.) Krisenintervention und Notfallpsychologie. Innsbruck: Studia, S. 47–65

Karutz H, Blank-Gorki V (Hrsg.) (2020) Wege zur Psychosozialen Notfallversorgung. Begegnungen – Erfahrungen – Erinnerungen. Edewecht: Stumpf + Kossendey

Köberich S, Mittag O, Jäckel W (2014) Anwesenheit von Angehörigen während kardiopulmonaler Reanimation, Notfall + Rettungsmedizin, 17(6), S. 515–520 (https://doi.org/10.1007/s10049-014-1907-y)

Lasogga, F (2008) Psycho-soziale Notfallhilfe (PSNH). In: Lasogga F, Gasch B (Hrsg.) Notfallpsychologie. Lehrbuch für die Praxis. Berlin, Heidelberg: Springer Medizin, S. 95–111

Lasogga F, Gasch B (Hrsg.) (2008) Notfallpsychologie: Lehrbuch für die Praxis. Berlin, Heidelberg: Springer Medizin

Nikendei A (2017) Psychosoziale Notfallversorgung (PSNV): Praxisbuch Krisenintervention. 2., vollständig überarbeitete und ergänzte Aufl. Verlagsgesellschaft Edewecht: Stumpf + Kossendey mbH

Roth GJ (2014) Sicheres Auftreten nach frustranen Ereignissen (SAfE). Eine Kommunikationshilfe für Ärzte und Pflegepersonen in den schwierigsten Gesprächssituationen – Lebensgefahr und Tod! Saarbrücken:AV Akademikerverlag

# 6 Gefühle in der Notaufnahme

*Teresa Deffner und Guido Michels*

Intensive Gefühle von Patienten und Angehörigen gehören zum täglichen Arbeitsinhalt für Ärzte und Pflegekräfte in Notaufnahmen. So routiniert diese mit Notfällen umgehen, so außergewöhnlich, ängstigend und existenziell stellen sie sich aus Sicht der Betroffenen und Angehörigen dar. Dieses Erleben wiederum wirkt sich in Interaktionen auch auf das Empfinden und Verhalten der Professionellen aus und sollte daher Gegenstand professioneller Auseinandersetzung sein.

Im Folgenden werden – bezogen auf emotional belastende Notfälle – Perspektiven der Angehörigen und der Professionellen erläutert sowie Handlungsempfehlungen für die tägliche Praxis unterbreitet.

## 6.1 Gefühle und Erleben der Angehörigen in der Notaufnahme

Wie bereits in ▶ Kap. 3 erläutert, stellt die Behandlung von Patienten in der Notaufnahme für deren Angehörige eine in der Regel krisenhafte, zuweilen eine potentiell traumatisierende Situation dar. Das Erleben der Angehörigen drückt sich häufig in Symptomen der akuten Belastungsreaktion (ICD 10, F 43.0) aus:

Merke

> **Symptome einer akuten Belastungsreaktion**
> 
> - Gefühl der Betäubung
> - Bewusstseinseinengung und eingeschränkte Aufmerksamkeit
> - Reduzierte Fähigkeit, Reize zu verarbeiten
> - Rückzug/Unruhezustände
> - Vegetative Zeichen von Angst

Das Ausmaß der Symptome ist mit der individuellen Vulnerabilität und den zur Verfügung stehenden Bewältigungsmechanismen assoziiert. Dies erklärt auch, warum die Belastung von Angehörigen nicht notwendigerweise mit der Erkrankungsschwere der Patienten in Zusammenhang steht. Für das

## 6.1 Gefühle und Erleben der Angehörigen in der Notaufnahme

Befinden entscheidend ist eher die Situationsbewertung der Angehörigen (»Warum sitzen wir immer noch im Wartezimmer? Dabei hat meine Mutter doch solche starken Beschwerden.«).

In ▸ Kap. 2 wurden die Charakteristika einer potentiell traumatisierenden und einer krisenhaften Situation erläutert. Beide Situationen zeichnen sich dadurch aus, dass sie die Bewältigungsfähigkeiten der Betroffenen zumindest situativ überfordern und dadurch mit einem intensiven Erleben von Hilflosigkeit einhergehen. Potentiell traumatisierende Situationen sind zudem durch mehrere ereignisbezogene Charakteristika definiert, u. a. die prinzipielle Lebensbedrohlichkeit, die sich auf die psychische Situation der Betroffenen, aber auch der Beobachter massiv auswirken kann.

Merke

*Hilflosigkeit* bei Angehörigen in der Notaufnahme entsteht u. a. aufgrund

- einer wahrgenommenen vitalen Gefährdung des Patienten,
- des Miterlebens des Leidens des Patienten und
- der erlebten Unkontrollierbarkeit der Situation, z. B.
  - die Abläufe nicht zu kennen, nicht zu wissen, warum und wie lange man wartet,
  - das Gefühl zu haben, dass Hilfe nicht im erforderlichen Zeitfenster erfolgt sowie
  - der Einschätzung, dem Patienten selbst nicht helfen zu können.

Die empfundene Hilflosigkeit und die Konfrontation mit einer krisenhaften, häufig potentiell traumatisierenden Situation sind aus der Perspektive der Bindungstheorie bindungssystemaktivierend. Grundlegende Erfahrungen in Beziehungen zu wichtigen Bezugspersonen wirken sich so auch auf den Umgang mit existenziellen Erfahrungen wie der Angst um das Leben eines geliebten Angehörigen aus. Dies zeigt sich insbesondere im Rahmen der akutmedizinischen Versorgung von Kindern. Die Aktivierung des Bindungssystems kann dann in Abhängigkeit der Bindungsrepräsentanz der Angehörigen, die in diesem Kontext als individuelle Vulnerabilität bzw. Ressource zur Bewältigung der Situation verstanden wird, wirksam werden. So geht eine sichere Bindungsrepräsentanz mit geringerer emotionaler Dysregulation einher, wohingegen Angehörige mit unsicherer Bindungsrepräsentanz eher zu einem intensiven Ausdruck von Emotionen neigen (Marganska et al. 2013). Das Modell der Bindungstheorie stellt damit ein hilfreiches Konstrukt für das grundsätzliche Verständnis der heterogenen Angehörigenreaktionen und damit Grundpfeiler für darauf abgestimmte professionelle Reaktionen bereit. In Gesprächssituationen können Ärzte und Pflegende sicher kategorisieren, welche Interaktionen sich »schwierig« gestalten und diese wiederum sind mit der Bindungsrepräsentanz der Betroffenen assoziiert (Maunder et al. 2006).

Vor allem der Ausdruck *intensiver* Angst oder *Wut* von Angehörigen allgemein und besonders von Angehörigen weniger schwer erkrankter Patienten kann für das Behandlungsteam herausfordernd sein, da personelle

Ressourcen durch wiederholte aufsuchende Kontakte der Angehörigen intensiv gebunden werden und sich schnell eine Eskalationsdynamik entwickeln kann. Das Konfliktmanagement spielt daher in der Notaufnahme eine große Rolle und sollte in Form eines professionellen Deeskalationsmanagements obligat geschult werden (siehe z. B. AWMF 2018).

Empfehlung

> **Strategien für die Akutsituation**
>
> Deeskalierende Strategien können auf einem Kontinuum zwischen Unterstützung und Kontrolle angesiedelt werden (Price et al. 2018). Unterstützende Strategien sind (ebd.):
>
> - *Problemidentifikation und -klärung:* möglichst genaues, offenes Erfragen der Problematik und auch der meist zugrundeliegenden Sorge/Angst
> - *Aktive Unterstützung durch direkte Aufklärung der Triagierung:* (»Sie sind von der Dringlichkeit mit der Farbe grün eingestuft, was eine Wartezeit von ca. 90 Minuten bedeutet.«)
> - *Passive Unterstützung der Selbstregulation* durch gewähren lassen, Angehörige z. B. Wut zum Ausdruck bringen lassen, bei Bewegungsdrang umherlaufen lassen
> - *Beruhigung* durch positive, Orientierung gebende Suggestionen: »Sie können sich sicher sein, dass....«, »Die Untersuchung wird helfen, dass...«, »Wir geben dem Patienten das Medikament, damit er sich wohler fühlen kann.«
> - *Verschiebung des Fokus* auf ein anderes Thema: Hier können weniger konflikthafte Themen, die Angehörige im Gespräch nennen, aufgegriffen und vertieft werden, um die Eskalationsdynamik zu unterbrechen.
> - Angebot einer *alternativen Perspektive* für die Situation (Reframing): positive Aspekte der insgesamt schwierigen Situation der Angehörigen finden und benennen

Da der Wartebereich einer Notaufnahme den Ausgangspunkt jeglicher Angst- und Aggressionsentstehung darstellt, wäre eine personelle Unterstützung im Sinne einer psychischen Ersten Hilfe und Deeskalation eine Entlastung für das Behandlungsteam und würde präventiv den Konflikt- und Eskalationskreislauf unterbinden. Leider fehlen zu diesem Aspekt bis dato entsprechende Studien. Die Notaufnahmen sollten den Wartebereich so gestalten, dass sowohl gezielte Informationen (u. a. Triagierungsmodus mit Angabe von Dringlichkeiten und Wartezeiten) als auch notwendige Ablenkung (z. B. Zeitschriften, Kinderspielecke) integriert sind. Da Notaufnahmen immer (»Tag und Nacht«) aufgesucht werden können – unabhängig davon, ob im medizinischen Sinn ein wahrer Notfall vorliegt oder nicht –, birgt diese Tatsache ein bedeutsames Konfliktpotenzial aufgrund des Handlungsdrucks auf das ärztliche und Pflegepersonal und der Erwartungshaltung der Angehörigen und auch Patienten. Die Ursachen für aggressives

## 6.1 Gefühle und Erleben der Angehörigen in der Notaufnahme

Verhalten in Notaufnahmen sind ähnlich wie bei den Rettungsdiensten. Mehrheitlich geht die Gewalt von männlichen Patienten aus, hier spielt ein Suchtmittelmissbrauch (insbesondere Alkohol) eine entscheidende Rolle (Hofmann & Hachenberg 2019).

Kontrollstrategien sind für die Angehörigenkommunikation weniger relevant, dennoch kann die *Reduktion von stressfördernden Reizen* beispielsweise durch Raumwechsel, Reduktion der Anzahl der Personen etc. eine hilfreiche Kontrollstrategie sein (Price et al. 2018).

Neben Hilflosigkeit und Wut ist das Empfinden von *Angst* ein weiteres vorherrschendes Gefühl von Angehörigen in der Notaufnahme. Diese Angst kann als Resultat eines Bewertungsprozesses im Rahmen der Situationseinschätzung der Angehörigen verstanden werden. Im Verständnis eines transaktionalen Stressmodells (Lazarus & Folkman 1984) sind die Bewertungsprozesse der Betroffenen bezüglich der Situation entscheidend für die Einschätzung der eigenen Bewältigungsfähigkeiten. Definitionsgemäß überfordern krisenhafte Ereignisse übliche Handlungsmechanismen. Je deutlicher die Situationsbewertung bei Angehörigen folglich zu der Einschätzung führt, dass es sich um eine bedrohliche Situation handelt, und je weniger Bewältigungsmechanismen zur Verfügung stehen, desto ausgeprägter ist die innere psychische Notlage, in der sich die Betroffenen befinden. Angst als komplexe Antwort des Organismus auf eine Notlage ist dabei eine grundsätzlich für die Situationsbewältigung adaptive Strategie, da sie den Betroffenen körperlich und kognitiv auf eine bestimmte Reaktion vorbereitet.

> **Strategien für die Akutsituation**
>
> Vegetativ sichtbare Zeichen von Angst, wie starke Unruhe oder beschleunigte Atmung bis zur Hyperventilation, sind bei Angehörigen direkt beobachtbar. Das Gespräch zu unterbrechen sowie möglichen Bewegungsdrang der Angehörigen ausdrücklich zu gestatten, kann zur Spannungsreduktion beitragen, da es Angehörigen ein Mindestmaß an Handlungsfähigkeit ermöglicht. Bei Hyperventilation können Atemstrategien, wie sie auch bei Patienten angewendet werden, zum Einsatz kommen. Den Angehörigen wird beispielsweise die Instruktion gegeben, beim Ausatmen bis eins zu zählen, beim nächsten Ausatmen bis zwei, beim nächsten bis drei und so weiter bis fünf. Dadurch verlangsamt sich der Atemrhythmus automatisch und der Kreislauf der Hyperventilation kann unterbrochen werden. Positive Suggestionen (z. B. Hansen & Zech 2019) (»Sie können sich sicher sein, dass er bei uns gut aufgehoben ist/alle notwendigen Maßnahmen gerade erfolgen …)« können ebenfalls zur Reduktion von Angst beitragen.

Empfehlung

In der Realität ist jedoch das Behandlungsteam oftmals akutmedizinisch gebunden und steht für angstreduzierende Strategien nicht zur Verfügung, sodass idealerweise eine psychologische/psychosomatische Betreuung ab einer erweiterten Notfallversorgung (Stufe 2) gefordert werden sollte.

*Psychotraumatologisch* bedeutsam ist das Versagen üblicher Bewältigungsstrategien während potentiell traumatisierender Situationen: Da die Situation selbst nicht verändert (fight) oder aus ihr entflohen werden kann (flight), worauf beispielsweise die Empfindung von Angst mit ihren körperlichen und kognitiven Korrelaten vorbereitet, können Betroffene in einen Zustand geraten, der im weitesten Sinne eine Abspaltung der bedrohlichen Situationsinhalte ermöglicht (freeze) (Huber 2003). Das Erscheinungsbild der Angehörigen bildet dann ein Spektrum intensiver Symptome der akuten Belastungsreaktion ab. Bei Angehörigen kritisch kranker Patienten auf Intensivstationen sind akute Belastungsreaktionen ein bereits umfassend untersuchtes Phänomen (z. B. Mc Adam & Puntillo 2009) Ein prädiktiver Zusammenhang zwischen akuten Belastungsreaktionen und posttraumatischen Belastungsstörungen ist zwar grundsätzlich nicht gesichert, jedoch gibt es Hinweise aus der Intensivmedizin, dass das Ausmaß der akuten Belastung psychische Folgebelastungen vorhersagt (Matt et al. 2017).

Merke

> *Intensive Gefühlsreaktionen von Angehörigen* in der Notaufnahme hängen ab von:
> 
> - individuell erworbenen Bewältigungsstrategien,
> - der Situationsbewertung der Angehörigen
> - und objektiven Situationscharakteristika, die krisenhafte von potentiell traumatisierenden Ereignissen differenzieren.

Zu den objektiv besonders bedeutsamen traumatogenen Situationscharakteristika zählen u. a. Bedrohung für Leib und Leben, schwere körperliche Verletzung oder Schaden, Konfrontation mit verstümmelten menschlichen Körpern, plötzlicher Verlust einer geliebten Person, Schuld haben am Tod oder an schwerer Schädigung anderer (Green 1993, zit. nach Fischer & Riedesser 2003). Mehrere dieser Charakteristika können bei dem Ereignis, das zur Aufnahme in die Klinik geführt hat, oder in der Notaufnahme als traumatogene Stressoren auf Angehörige einwirken und intensive Gefühlsreaktionen begünstigen.

Ganz unabhängig von den genannten Faktoren ist die *kulturell geprägte Äußerung von Gefühlen* bei Angehörigen zu beachten, zu respektieren und vor allem nicht vorschnell bezugnehmend auf den eigenen kulturellen Bewertungsrahmen zu interpretieren.

## 6.2 Sekundäre Traumatisierung, Mitgefühlserschöpfung, Burn-out

In der Intensiv- und Notfallmedizin wurden unterschiedliche Konstrukte angewendet, um das Erleben der Ärzte und Pflegekräfte in emotional herausfordernden Situationen zu beschreiben. Einen gemeinsamen Schwerpunkt bildet die Erkenntnis, dass »die regelmäßige Erfahrung mit lebensbedrohlichen und möglicherweise traumatischen Situationen, die Arbeit mit Überlebenden und ihren Familien sowie die häufige [Konfrontation mit] Toten und Verletzten die Anpassungs- und Bewältigungsfähigkeit des Einzelnen übersteigen und zu einem hohen Maß an Stress führen können.« (Greinacher et al. 2019, Übers. der Autorin). Um das Befinden der Professionellen zu beschreiben, werden häufig die Konstrukte sekundäre Traumatisierung, Mitgefühlserschöpfung und Burn-out verwendet.

> **Einordnung der Begriffe**
>
> *Sekundäre Traumatisierung* (Figley 1983) beschreibt die Entwicklung von Symptomen (oder dem Vollbild) einer posttraumatischen Belastungsstörung bei Professionellen, die aufgrund ihres Berufes eine direkte Exposition zu Menschen in sehr leidvollen und potentiell traumatisierenden Situationen haben.
>
> Der Begriff *Mitgefühlserschöpfung* ging dem Konstrukt der sekundären Traumatisierung voraus (van Mol et al. 2015), findet aber auch heute noch Verwendung, teilweise nahezu synonym zum Konzept der sekundären Traumatisierung.
>
> Im Gegensatz dazu ist *Burn-out* (Freudenberger 1974) ein Konstrukt, das keine Diagnose in den Klassifikationssystemen rechtfertigt und dessen Bedeutung als Syndrom kontrovers diskutiert wird (Kaschka et al. 2011).

Merke

Symptome des Burn-out-Syndroms sind

- zunächst deutlich erhöhtes Engagement und Erschöpfung als Frühsymptome
- sowie in deren Folge eine deutlich reduzierte berufliche Leistungsfähigkeit und
- eine Verminderung der Lebensqualität auch im Privaten, z. B. durch Rückzug aus sozialen Gefügen und Aktivitäten.
- Veränderungen der Stimmung sowie körperliche Symptome können ähnlich denen einer depressiven Störung sein.

## 6.2.1 Was macht das Gefühl der Betroffenen mit dem Helfer?

Auf einer phänomenologischen Ebene ist jedem in der Intensiv- und Notfallmedizin Tätigen bewusst, dass die wiederholte Konfrontation mit extremem menschlichem Leid eine Wirkung auch bei den Behandelnden entfaltet. Der eindrücklichen Atmosphäre menschlicher Verzweiflung, Fassungslosigkeit und Trauer kann man sich auch als erfahrener Mitarbeiter in manchen, vor allem *wenig erwartbaren Situationen* kaum entziehen. Eine in solchen Fällen nicht reflektierte und gefilterte ärztliche oder pflegerische Reaktion kann letztlich Ausdruck eines ähnlichen Entsetzens sein wie der Betroffene es selbst verspürt. Dies ist aus zwei Gründen problematisch: Einerseits ist ein solcher Gefühlsausdruck nicht hilfreich für den Betroffenen, da er eher zusätzlich zu dessen psychischer Instabilität und gerade nicht zur Wiedererlangung der Handlungsfähigkeit beiträgt. Andererseits bedeutet ein ungefiltertes Nachempfinden, ein »Mitleiden« mit dem Betroffenen auch für den Arzt/die Pflegekraft eine Gefährdung der psychischen Gesundheit, da er/sie in der Situation *nicht in einer professionellen Rolle präsent ist*. Stattdessen entsteht eine persönliche Nähe zwischen dem Helfer und dem Betroffenen, die beispielsweise darin ihren Ausdruck finden kann, dass beruflich gesetzte Grenzen wie Arbeitszeit und Schutz der privaten Identität des Mitarbeiters verwischt werden. Begünstigt wird auch eine Rollenzuschreibung des Betroffenen gegenüber dem Professionellen (z. B. das ist die Person, die mir immer hilft!), die sich dann auf die *Person* erstreckt und nicht auf die *berufliche Rolle* beschränkt. Es entstehen Erwartungen, die im Rahmen einer professionellen Tätigkeit gar nicht erfüllbar sind und eine psychische Belastung des Mitarbeiters begünstigen.

Zudem kann das Erleben intensiver Gefühle von Verzweiflung und Hilflosigkeit auch zur *Reaktivierung möglicher eigener traumatischer Erlebnisse* beim Mitarbeiter führen, was seine Handlungsfähigkeit in der Situation maßgeblich einschränkt und wiederum eine zunehmende Belastung begünstigt.

Bestimmte *Konstellationen machen eine erhöhte Identifikation* mit den Angehörigen und Patienten sogar wahrscheinlich. So z. B., wenn sich die Lebenssituation des Mitarbeiters mit der des Patienten bzw. des Angehörigen deckt, beide Kinder im gleichen Alter haben und der Aufnahmegrund eine schwere Verletzung eines Kindes ist. Besonders herausfordernd ist auch die Vermischung von professioneller und privater Rolle, beispielsweise wenn man in seiner Funktion als Notarzt einen guten Freund reanimiert. Diese und andere außergewöhnliche Situationen können auch für erfahrene Ärzte und Pflegekräfte potentiell traumatisierend sein, da in der Situation die *schützende Aufrechterhaltung der professionellen Rolle* nur bedingt möglich ist.

Daneben *fordert der intensive Ausdruck der Gefühle Angehöriger auch in weniger schweren Fällen die Kommunikation heraus*, was sich anschaulich mithilfe des Kommunikationsquadrates (Schulz von Thun 1981) darstellen lässt. Das von Angehörigen Gesagte oder durch Gefühle Gezeigte kann mit unterschiedlichen Schwerpunkten gehört werden. Zum Beispiel kann ein Arzt/eine Pflegekraft vorwiegend auf den möglichen Appellaspekt einer Gefühlsäußerung reagieren:

- Angehörige weinen sehr intensiv: Arzt/Pflegekraft nimmt vorwiegend den Appell des Tröstens wahr und hat das Gefühl, die Schwere der Situation abmildern zu müssen.
- Angehörige verkennen die Realität und sind unangemessen hoffnungsvoll bei der Überbringung schlechter Nachrichten: Arzt/Pflegekraft nimmt vorwiegend den Appell wahr, den Patienten retten zu müssen, und beschreibt die Situation daraufhin positiver als sie ist.

Eine professionelle Kommunikation und Haltung wird in Situationen, in denen Angehörige intensive Gefühle zeigen, grundhaft herausgefordert. Umso relevanter ist die Verfügbarkeit und Nutzung von Strukturen und Angeboten für Ärzte und Pflegekräfte in der klinischen Notfallmedizin zur Aufrechterhaltung und Förderung professioneller kommunikativer Kompetenz.

## 6.2.2 Gefühle und Aufrechterhaltung von Professionalität – kein Widerspruch

Wenngleich Burn-out und Mitgefühlserschöpfung in der Intensiv- und Notfallmedizin durch organisatorische Strukturen begünstigt werden (Moss et al. 2016), so besteht neben der Veränderung von Rahmenbedingungen der Arbeit für jeden die Notwendigkeit, eigene *Kommunikationsprozesse fortlaufend zu reflektieren und weiterzuentwickeln*. In einer professionellen Angehörigenkommunikation haben auch Gefühle des Mitarbeiters seinen Platz, aber selektiv und gefiltert. Unter dem Leitsatz »Welcher Aspekt meines Empfindens sollte gezeigt, verbalisiert und damit Teil einer hilfreichen Intervention für den Betroffenen sein?« kann eine *selektive Authentizität* (Cohn 1975) dazu beitragen, in der eigenen professionellen Rolle präsent zu sein. Dies setzt eine grundlegende Reflexion kommunikativer Prozesse bei den Mitarbeitern voraus. Strukturierte Formate führen dabei nachweislich zu einem Zuwachs an emotionaler Kompetenz (Flatten et al. 2017). Ebenso sind Kommunikationsempfehlungen für spezifische Situationen (z. B. Bogle & Go 2015) und verinnerlichte Deeskalationsstrategien (AWMF 2018) sowie Strategien zur psychischen Ersten Hilfe (z. B. Sonneck 2000; Nikendei 2017) hilfreich für die Rollenklarheit in herausfordernden Situationen. Trotz umfassender Vorbereitung müssen das Risiko einer akuten Überforderung und das Erleben einer potentiell traumatisierenden Situation in der klinischen Notfallmedizin bedacht und für diese Situation im Sinne der Mitarbeitergesundheit Vorkehrungen getroffen werden. So ist neben der Prävention eines Überforderungserlebens auch

- eine kurzfristig verfügbare psychosoziale Unterstützung zur Begleitung der Angehörigen- und Patientenkommunikation in herausfordernden Situationen
- und eine kurzfristige Unterstützung, z. B. durch kollegiale Peers (Hinzmann et al. 2019) in der Notaufnahme, analog zu dem bereits in der Präklinik etablierten Modell wünschenswert und ein von den Unfallversicherern empfohlener Baustein zur Aufrechterhaltung der psychischen Gesundheit und Prävention psychischer Folgeerkrankungen nach potentiell traumatisierenden Ereignissen (DGUV 2017).

### Literatur

AWMF online (2018) S3-Leitlinie »Verhinderung von Zwang: Prävention und Therapie aggressiven Verhaltens bei Erwachsenen« (Kurzversion – Fassung vom 10.09.2018) (AWMF-Register Nr. 038-022). Deutsche Gesellschaft für Psychiatrie und Psychotherapie, Psychosomatik und Nervenheilkunde e. V. (DGPPN) (Hrsg.) (https://www.awmf.org/leitlinien/detail/ll/038-022.html, Zugriff am: 02.06.2021)

Bogle AM, Go S (2015) Breaking bad (news) death-telling in the emergency department, Mo Med., 112(1), S. 12–16

Cohn R (1975) Von der Psychoanalyse zur themenzentrierten Interaktion. Von der Behandlung einzelner zu einer Pädagogik für alle. Stuttgart: Klett-Cotta

DGUV (2017) DGUV-Grundsatz 306-001. Traumatische Ereignisse – Prävention und Rehabilitation (https://publikationen.dguv.de/regelwerk/regelwerknach-fachbereich/gesundheit-im-betrieb/psyche-und-gesundheit-in-derarbeitswelt/3228/traumatische-ereignisse-praevention-und-rehabilitation, Zugriff am: 24.04.2020)

Figley, CR (1983) Catastrophes: An overview of family reactions. In: Figley CR, McCubbin HI (Hrsg.) Stress and the family: Vol. 2. Coping with catastrophe. New York, NY: Brunner/Mazel, S. 3–20

Fischer G, Riedesser P (2003) Lehrbuch der Psychotraumatologie. 3. Aufl. München: Ernst Reinhardt

Flatten G, Möller H, Aden J et al. (2017) Die Arzt-Patient-Beziehung gestalten: Wie nützlich sind Balintgruppen und für wen?, Z Psychosom Med Psychother, 63, S. 267–279

Freudenberger H (1974) Staff burn-out, Journal of Social Issues, 30, S. 159–165

Greinacher A, Derezza-Greeven C, Herzog W et al. (2019) Secondary traumatization in first responders: a systematic review, European Journal of Psychotraumatology, 10 (1), DOI:10.1080/20008198.2018.1562840

Hansen E, Zech N (2019) Nocebo effects and negative suggestions in daily clinical practice – forms, impact and approaches to avoid them, Front. Pharmacol, 10(77), DOI: 10.3389/fphar.2019.00077

Hinzmann D, Schießl A, Koll-Krüsmann M et al. (2019) Peer-Support in der Akutmedizin, Anästh Intensivmed, 60, S. 95–101, DOI: 10.19224/ai2019.095

Hofmann T, Hachenberg T (2019) Gewalt in der Notfallmedizin – gegenwärtiger Stand in Deutschland, Anästhesiol Intensivmed Notfallmed Schmerzther, 54, S. 146–154

Kaschka WP, Korczak D, Broich K (2011) Burnout: a fashionable diagnosis, Dtsch Arztebl Int., 108(46), S. 781–787, DOI:10.3238/arztebl.2011.0781

Marganska A, Gallagher M, Miranda R (2013) Adult attachment, emotion dysregulation, and symptoms of depression and generalized anxiety disorder, American Journal of Orthopsychiatry, 83(1), S. 131–141, DOI: 10.1111/ajop.12001, PMID: 23330631

Matt B, Schwarzkopf D, Reinhart K et al. (2017) Relatives' perception of stressors and psychological outcomes – Results from a survey study, Journal of Critical Care, 39, S. 172–177, https://doi.org/10.1016/j.jcrc.2017.02.036

McAdam JL, Puntillo K (2009) Symptoms experienced by family members of patients in intensive care units. Am J Crit Care, 18(3), S. 200–209, quiz 210, DOI: 10.4037/ajcc2009252, PMID: 19411580

Moss M, Good VS, Gozal D et al. (2016) An official critical care societies collaborative statement-burnout syndrome in critical care health-care professionals: a call for action, Chest 150(1), S. 17–26

Nikendei A (2017) Psychosoziale Notfallversorgung (PSNV) – Praxisbuch Krisenintervention. 2. Aufl. Edewecht: Stumpf & Kossendey

Lazarus RS, Folkman S (1984) Stress, appraisal, and coping. New York: Springer Publishing Company

Maunder RG, Panzer A, Viljoen M et al. (2006) Physicians' difficulty with emergency department patients is related to patients' attachment style, Soc Sci Med., 63(2), S. 552–562, DOI: 10.1016/j.socscimed.2006.01.001, Epub 2006 Feb 9, PMID: 16480807

Price O, Baker J, Bee P et al. (2018) The support-control continuum: An investigation of staff perspectives on factors influencing the success or failure of de-escalation techniques for the management of violence and aggression in mental health settings, Int J Nurs Stud., 77, S. 197–206, DOI: 10.1016/j.ijnurstu.2017.10.002, Epub 2017 Oct 6, PMID: 29100202

Sonneck G (2000) Krisenintervention und Suizidverhütung. Wien: Facultas

van Mol MMC, Kompanje EJO, Benoit DD et al. (2015) The Prevalence of Compassion Fatigue and Burnout among Healthcare Professionals in Intensive Care Units: A Systematic Review, PLoS ONE, 10(8), e0136955, https://doi.org/10.1371/journal.pone.0136955

von Thun, S (1981) Miteinander reden: Störungen und Klärungen. Reinbek: Rowohlt

# 7 Die besondere Situation von Kindern und Jugendlichen in der Zentralen Notaufnahme (ZNA) – keine »kleinen« Erwachsenen

*Maria Brauchle und Marina Ufelmann*

## 7.1 Einleitung

Der Aufenthalt in der Notaufnahme belastet nicht nur die Patienten, sondern stellt eine Herausforderung für die gesamte Familie dar. Kinder als Angehörige in der ZNA finden in der internationalen Literatur fast keine Beachtung und es finden sich auch keine international gültigen Empfehlungen.

Ein weiterer Aspekt, den es zu beachten gilt, ist die Tatsache, dass es vielen Kindern heutzutage an Erfahrungen fehlt, die das Leben kontrastreich machen. Die Grunderkenntnis, dass es im Leben nicht nur Gesundheit, Nehmen, Stärke und Freude gibt, sondern auch Krankheit, Alter und Trauer, ist zahlreichen Kindern fremd. In der jetzigen Generation fehlt es den Kindern daher an bewährten, erprobten Bewältigungsmechanismen, um mit Frustration umzugehen. Kinder von heute erfahren kaum Trauerkultur. Weinen wird häufig als Zeichen der Schwäche gesehen und nicht als Ausdruck von Trauer und anderen Gefühlen. Auch Eltern fehlt oftmals die Erfahrung sowie der »gesunde« Umgang mit Trauer, Verlust und Sterben. Für dieses Geschehen wird in unserer heutigen freudvollen Gesellschaft wenig Raum geschaffen (Franz 2013). Wie der Umgang mit Kindern als Angehörige in der ZNA gestaltet werden kann, wird im folgenden Kapitel aufgeführt. Vorab werden die psychologischen Aspekte der Kinder und Eltern sowie die mögliche traumatische Situation beschrieben.

## 7.2 Psychologische Aspekte

Kinder als Angehörige in der ZNA sind selten, bedeuten aber großen Stress für die Patienten und deren Angehörige. Zudem ist es auch eine besondere Herausforderung für die behandelnden Pflegekräfte und Ärzte. Erwachsene Angehörige erleben tiefste Existenzängste, häufig verbunden mit schweren Selbstvorwürfen sowie der Angst vor Fremdvorwürfen. Die Psychologie dieser Situation ist komplex.

Die Behandlung von Notfallpatienten ist oft zeitkritisch, sodass wenig Zeit für altersgerechte Betreuung bleibt. Hier spielen die Eltern als Vertrauens- und Bezugspersonen oft eine wichtige Schlüsselrolle. Falls die Notfallsituation zu einem traumatischen Ereignis wird oder auch von Beginn an eine traumatische Situation ist, befinden sich die Bezugspersonen teils selbst in der »Bewegungslosigkeit«. In dieser Lage bietet ein Notfallseelsorger häufig eine gute Alternative. Teilweise arbeiten Kliniken bereits mit hausinternen Krisenintervention-Teams, die in solchen komplexen und emotionalen Situationen Lösungswege aufzeigen könnten.

Auf solch eine Notsituation können Kinder physisch sowie psychisch nicht vorbereitet werden und stehen der Lage wehrlos gegenüber. Das Vermitteln von Sicherheit und Schutz ist in diesen Situationen für Kinder von höchster Bedeutung (Karutz 2020a). Wenn Eltern auf Bewältigungsstrategien zurückgreifen können, beispielweise durch zuvor erlebte ähnliche Konstellationen oder durch vorheriges Training, helfen sie ihrem Kind, mit ungewohnten Situationen besser umzugehen. Durch diese Vorerfahrung der Bezugsperson kann diese ihre Emotionen meist besser beherrschen. Auf das Kind wirkt die Situation dadurch kontrolliert, was den Kontakt sowie das Vertrauen zum Pflegepersonal und zu den behandelnden Ärzten erleichtert (Trappe & Gent 2013).

Wenn Kinder als Angehörige in der ZNA sind, erleben sie eine wartende Situation. Das Warten per se und speziell in der Notaufnahme führt bei Kindern zu Unsicherheit und sorgt für Spannungen (Knuttson et al. 2008; Pedro et al. 2007). Folgend wird beschrieben, wie sich das Warten auswirkt und wie es Kindern erleichtert werden kann.

## 7.3 Das Warten

Warten im Gesamten ist eine fremdbestimmte, gezwungene Untätigkeit und wird von Kindern als schwierig und seltsam empfunden (Knuttson et al. 2008). Beim Warten in der Notaufnahme werden bei Kindern Emotionen wie beispielsweise Ängste und/oder Nervosität ausgelöst. Häufig reagieren Kinder darauf mit Frust bis hin zur Aggressivität oder Müdigkeit (Pedro et al. 2007). Kommen zur Wartezeit noch vorab erlebte traumatische Erfahrungen hinzu, wie beispielsweise den Verlust eines geliebten Menschen, steigt der Stresspegel der Wartenden enorm an (Fleischmann et al. 2014). Das Forschungsteam von Pedro et al. empfiehlt, das Warten zum Spielen zu nutzen. So nimmt das Kind die Situation nicht mehr als so seltsam und angsteinflößend wahr. Je nach Alter des Kindes kann Spielzeug als Beziehungsvermittler genutzt werden und kann als Kommunikationshilfe zur aktuellen Situation dienen. Das Spielzeug sollte von fremden Personen, welche das Kind psychosozial unterstützen, zu Beginn eingesetzt werden (Pedro et al. 2007). Falls die Bezugspersonen des Kindes noch nicht involviert sind, sollte dies schnellstmöglich nachgeholt werden. Solange sollten sich die psychosozialen Helfer nicht aufdrängen, aber dennoch im Sichtfeld des Kindes bleiben (Karutz et al. 2020a).

Empfehlung

**Hilfestellung für das Team: Umgang mit wartenden Kindern**

- Einüben der Betreuung von wartenden Kindern in Notfall- und Krisensituationen durch Rollenspiele und/oder kollegiale Beratung
- Schnellstmöglichen Kontakt zu den Eltern/nahen Bezugspersonen herstellen
- Kommunikationsregeln beachten (▶ Kap. 7.4)
- Farbenfrohe Kinderecke mit Spielmöglichkeit
- Kindgerechtes Informationsmaterial
- Memory mit medizinischen Produkten erstellen (Beispiel: Bild vom Stethoskop und ein Bild von der Anwendung vom Stethoskop)

### 7.3.1 Aktuelle Erkenntnisse aus der Traumaforschung

Primär muss erkannt werden, was potenziell traumatisierend sein kann. Meist steht Krankenhauspersonal Kindern als Besuchern (vor allem in kritischen Bereichen wie ZNA und Intensivstationen) skeptisch gegenüber. Neben Ängsten in Bezug auf nicht einhaltbare Hygienemaßnahmen macht sich das Personal Sorgen um das seelische Wohl der Kinder, wenn sie in die Notaufnahme kommen und womöglich den Patienten auch noch sehen. Dabei ist es essenziell, dass Kinder erfahren, was mit ihrem nahen Angehörigen geschehen ist, da sich die Wirklichkeit oft weniger dramatisch gestaltet als die Fantasien in den kindlichen Köpfen (Brauchle et al. 2018).

Definition

**Trauma**

Im klinischen Kontext wird das Traumaverständnis über das ICD 10 (WHO/Internationale Klassifikation von Krankheiten) und das DSM-V (US-amerikanisches – international genutztes – diagnostisches Handbuch für psychische Krankheiten) definiert. So versteht das ICD 10 Trauma als »ein belastendes Ereignis oder eine Situation außergewöhnlicher Bedrohung oder katastrophenartigem Ausmaßes (kurz oder langhaltend), die bei fast jedem eine tiefe Verzweiflung hervorrufen würde« (WHO 2000, S. 169). (z. B. Naturkatastrophe oder menschlich verursachtes schweres Unheil – man-made disaster –, Kampfeinsatz, schwerer Unfall, Beobachtung des gewaltsamen Todes anderer oder Opfer sein von Folter, Terrorismus, Vergewaltigung, Misshandlungen oder anderen Verbrechen)

Eine akute Belastungsreaktion tritt im Allgemeinen innerhalb von Minuten nach dem belastenden Ereignis auf. Die Symptomatik zeigt oft ein gemischtes und wechselndes Bild, beginnend mit einer Art »Betäubung«, Bewusstseinseinengung und eingeschränkter Aufmerksamkeit, einer Unfähigkeit, Reize zu verarbeiten, und Desorientiertheit. Diesem Zustand kann ein weiteres »Sich Zurückziehen« aus der Umweltsituation folgen oder Unruhe und Überaktivität. Körperliche Zeichen von Angst wie Herzrasen, Schwitzen und Erröten treten ebenfalls meist auf. Die Symptomatik geht innerhalb von zwei oder drei Tagen, oft innerhalb von Stunden zurück.

Symptome einer posttraumatischen Belastungsstörung (PTBS) bei Kindern und Jugendlichen treten dagegen verzögert wenige Wochen bis Monate nach dem Trauma auf. Diese Information sollte den Bezugspersonen in der ZNA mitgeteilt werden, falls zu dem Zeitpunkt noch keine Psychosoziale Notfallversorgung (PSNV) eingeleitet wurde (Karutz et al. 2020b).

## 7.4 Kind- und jugendgerechte Kommunikation in Krisensituationen

Kommunikation mit Kindern in Krisensituationen:

- Sich von den Fragen des Kindes leiten lassen
- Nur jene Fragen beantworten, die das Kind selbst stellt
- Erlauben Sie Kindern, Fragen zu stellen!
- Ehrlich und sofort antworten, Wiederholungen forcieren
- Zugeben, wenn man etwas nicht weiß
- Schmerz und Ängste teilen, da Kinder Angst haben, dass
  - sich das Ereignis wiederholt,
  - noch ein Angehöriger erkrankt oder sich verletzt,
  - sie von der Familie getrennt werden oder
  - sie alleine gelassen werden.

> **Hilfestellung für Eltern (Juen et al. 2003)**
>
> Was Kindern hilft:
>
> - Zuwendung geben
> - Alltagsroutinen einhalten
> - Jederzeit als Gesprächspartner zur Verfügung stehen
> - Handlungsspielräume ermöglichen
> - Fragen zulassen und ehrlich beantworten
> - Kinder brauchen andere Kinder (Kindergarten, Schulbesuch)
> - Helfen, das Unglück zu begreifen (malen, modellieren, Rollenspiele)
> - Eigene Gefühle ansprechen
> - Darüber reden, dass Trauern normal ist
> - Weinen nicht unterbinden, sondern zulassen
> - Nur jene Fragen beantworten, die das Kind stellt

Empfehlung

> Weiterführende Empfehlungen (Karutz 2020a):
>
> - Kindergärten, Schulen etc. in die psychosoziale Verarbeitung einbinden
> - Psychoedukative Angebote für die gesamte Familie in Anspruch nehmen

## 7.5 Kinder und der Tod in der Notaufnahme

Leider liegt es in der Natur einer Notaufnahme, dass dort auch Patienten versterben. Für das Personal kann die Betreuung der verbliebenen Angehörigen, vor allem wenn es sich um Kinder handelt, eine große Belastung darstellen.

Im Allgemeinen neigen wir dazu, Kinder von allem, was mit Tod und Sterben zu tun hat, fernzuhalten. Deshalb werden sie in der Regel bei tragischen Ereignissen als Individuen »übersehen«. Dies nimmt Kindern die Möglichkeit:

- Wünsche, Bedürfnisse oder Schuldgefühle zu äußern,
- Fragen zu stellen, um zu begreifen, was passiert ist und dass die Gefahr vorbei ist,
- eine kindgerechte Form des Trauerns zu finden,
- sich aufgrund eines eigenen Beitrags als wichtiger Teil der Familie zu fühlen und damit ein Stück Kontrolle wiederzuerlangen.

**Merke**

> Der althergebrachte Glaube, dass, je kleiner die Kinder sind, sie weniger mitbekommen, ist obsolet. Kinder sind sehr feinfühlig, was die Gefühlsreaktionen der Umgebung betrifft.

Die kognitive Entwicklung der Kinder bestimmt das Todeskonzept. Dabei spielen zusätzlich kulturelle und religiöse Einflüsse eine große Rolle sowie die direkte oder indirekte persönliche Erfahrung.

- Die *Endgültigkeit* des Todes: Der Verstorbene kann nicht mehr lebendig werden.
    - »Opa ist tot. Kommt er mich nie wieder besuchen, auch nicht an meinem Geburtstag?«
- Die *Allgemeingültigkeit* des Todes: Alle Lebewesen müssen sterben.
    - »Mama, Papa, Oma – müssen alle Menschen und Tiere sterben?«
- Die *Unvermeidbarkeit* des Todes: Man kann den Tod manchmal nicht verhindern.
    - »Warum konnte der Doktor ihn nicht heilen?«

- Die *Unvorhersehbarkeit* des Todes: Man kann den Tod nicht vorhersehen.
  – »Kann man immer sterben müssen?« (Franz 2013)

### Kinder unter 3 Jahren

Bereits ab etwa dem 7. Monat haben Kinder stabile Bindungen zu Personen aufgebaut. Versterben diese Personen, suchen Kleinkinder aktiv nach dem verschwundenen Elternteil/der Bezugsperson, weinen und sind verzweifelt.

### Vorschulkinder (3–6 Jahre)

Für Kinder zwischen 3 und 6 Jahren bedeutet tot sein so viel wie weg oder kaputt sein. Leben und Tod sind austauschbar – wer tot ist, kann auch wieder lebendig werden, da der Tod zeitlich begrenzt ist und wieder rückgängig gemacht werden kann. Der Tod ist deshalb etwas Normales und man muss nicht unbedingt weinen (keine Endgültigkeit). Lebewesen sind tot, wenn die beweglichen oder funktionalen Eigenschaften fehlen (z. B. eine Kerze ist tot, wenn man sie auslöscht etc.).

### Grundschulkinder (6–9 Jahre)

Grundschulkinder haben bereits ein Gefühl für die Zeit. Sie wissen bereits, dass der Tod endgültig ist. Aber: In ihren Gefühlen tun sie sich meist noch schwer, diese Tatsache zu akzeptieren: »Vielleicht ist mein Bruder gar nicht richtig tot – vielleicht schläft er nur ganz fest oder hält die Luft an?«

Das Wissen über den Tod schwankt meist zwischen Fantasie (Wunschdenken) und Realität. Schulkinder glauben, dass der Tod nur den Alten und Kranken passiert. Sie begreifen nicht, dass er auch den Jungen und einem selbst zustoßen kann (keine Allgemeingültigkeit).

Die Vorstellung über den Tod ist derart unerträglich, überwältigend und beängstigend, dass sie an eine Unsterblichkeit zu glauben beginnen. Aber: Die Beschäftigung mit dem Tod ist nicht nur beängstigend, sie ist auch irgendwie gruselig, spannend, aufregend, lustvoll und interessant.

### Schulkinder (9–12 Jahre)

Beim Eintritt in die Vorpubertät differenziert sich die Gefühlswelt aus und das Bedürfnis nach exakten Informationen nimmt zu. Diese Kinder wissen, dass ausnahmslos alle Menschen, unabhängig vom Alter, sterben müssen.

### Pubertät (12–18 Jahre)

Mit beginnender Pubertät beschäftigen sich Jugendliche meist intensiv mit dem Tod (vor allem über die Frage, was nach dem Tod sein könnte). Jetzt werden die eigenen Informationen zum Thema Tod mit denjenigen der Erwachsenen verglichen: »Kann ich das, was mir meine Eltern erzählt haben, auch wirklich glauben – sind meine Eltern glaubwürdig?« und »Kann ich an einen Himmel voller Englein glauben?« Der alte Kinderglaube wird nicht selten »über Bord« geworfen. Was die Peergroup (Freunde) zu dem Thema sagt, gewinnt an Bedeutung. (Franz 2013; Juen et al. 2003)

**Merke**

Sprechen Sie auch Kindern gegenüber immer eindeutig vom Tod. Gebrauchen Sie keinesfalls Floskeln wie: »Er/Sie ... ist eingeschlafen.« Benutzen Sie die Worte »sterben«, »tot sein«. Erklären Sie ggf. den Unterschied in einfachen Worten: »Wenn man tot ist, schlägt das Herz nicht mehr. Man atmet nicht mehr.« Ermutigen Sie das Kind, den Verstorbenen zu berühren ihm noch etwas zu sagen, etwas mitzugeben etc.

*Wichtig:* Tot sein ist nicht schlafen! Die Kinder könnten dabei sonst Fantasien und Schlafstörungen entwickeln!

Es gibt kein plausibles Argument, Kinder von verstorbenen Bezugspersonen fernzuhalten, es sei denn, der Leichnam ist entstellt oder verstümmelt. Durch Verletzungen verstümmelte oder entstellte Verstorbene können allerdings von Thanatopraktikern (speziell ausgebildete Bestatter) restauriert und hygienisch versorgt werden, so dass ein Abschied für Kinder und Erwachsene gut möglich wird (Pernlochner-Kügler 2020).

Das Kapitel »Kinder und der Tod in der Notaufnahme« wurde in Absprache mit den Verlagen aus dem Buch Deffner, Janssens, Strauß (Hrsg.) Praxisbuch Psychologie in der Intensiv- und Notfallmedizin, MWV, März 2021 übernommen.

## 7.6 Zusammenfassung

Die Betreuung von Kindern und Jugendlichen als Angehörige in einer schweren Krise in Notaufnahmen ist selten. Gerade deshalb erfordert es regelmäßiges Training, Know-how und besondere Aufmerksamkeit, um als Fachperson mit solchen Situationen umgehen zu können.

Hilfestellungen können externe Kriseninterventions-Teams und die Notfallseelsorge sein. Diese können nicht nur den Familien helfen und weiterführende Angebote anbieten, sondern entlasten auch das Personal durch ständiges »dabei bleiben«.

## Literatur

Brauchle M, Wildbahner T, Dresbach D (2018) »Dafür bist du (NICHT) zu klein!« Kinder als Besucher auf Intensivstationen, DIVI, 9, S. 72–78

Fleischmann T, Amler N, Schöffski O (2014) Ökonomie und Psychologie des Wartens, Dtsch Arztebl, 111(39), S. 1642–1644

Franz M (2013) Tabuthema Trauerarbeit. 7. Aufl. München: Don Bosco Medien GmbH

Juen B, Brauchle G, Beck T et al. (2003) Handbuch der Krisenintervention. Innsbruck: Studia

Karutz H, Fegert AK, Blank-Gorki V (2020a) Kind und Katastrophe: Psychosoziale Notfallversorgung für Kinder und Jugendliche in komplexen Gefahren- und Schadenslagen. Faktenblatt zur Teilstudie 4. Hamburg: MSH Medical School Hamburg

Karutz H, Fegert AK, Blank-Gorki V (2020b) Kind und Katastrophe: Psychosoziale Notfallversorgung für Kinder und Jugendliche in komplexen Gefahren- und Schadenslagen. Faktenblatt zur Teilstudie 3b. Hamburg: MSH Medical School Hamburg

Knutsson S, Pramling Samuelsson I, Hellström AL et al. (2008) Children's experiences of visiting a seriously ill/injured relative on an adult intensive care unit, Journal of Clinical Nursing, 61(2), S. 154–162

Pedro da Silva IC, Nascimento LC, Poleti LC et al. (2007) Playing in the waiting room of an infant outpatient clinic from the perspective of children and their companions, Revista latino-americana de enfermagem, 15(2), S. 290–297, DOI: 10.1590/S0104-11692007000200015

Trappe U, Gent A (2013) Kinder in der ZNA, intensiv, 21(3), S. 148–151

World Health Organisation (WHO) (Hrsg.) (2000) The ICD-10 Classification of Mental and Behavioural Disorders – Clinical descriptions and diagnostic guidelines. Genf: WHO

# 8 Sterben in der ZNA

*Theresa Jakob und Marcus F. Herm*

## 8.1 Einleitung

Die meisten Patienten und Angehörigen nehmen die Arbeit in einer Notfallaufnahme mit deutlichem Unterschied zu Pflegepersonal und Ärzten wahr. Geprägt durch Fernsehserien und Filme wird ein oft sehr betroffener und emotionaler Umgang mit dem Tod dargestellt. Häufig inszeniert in heroischen Szenen im Kampf um Leben und Tod ist die harte Realität eine eher sachliche Analyse mit klaren Algorithmen sowie mit wenig Zeit und Platz für Emotionen. Für uns ist es nicht verwunderlich, dass viele Außenstehende, die das erste Mal mit dem Tod und Sterben konfrontiert werden, falsche Vorstellungen von dem Umgang mit Sterben und Verstorbenen speziell in der ZNA haben. Allgemeingültig heißt es: »Im Rettungswagen wird nicht gestorben!« Der Rettungsdienst hat vor Ort oft weder Zeit noch die erforderliche Ausbildung und die limitierten Ressourcen im Rettungswagen lassen Sterben in einem angemessenen Rahmen nicht zu. Häufig erlauben es die Umstände nicht, den Sterbenden oder eigentlich gerade Verstorbenen vor Ort zu belassen und transportieren dann auch bei Aussichtslosigkeit unter Reanimation in die Klinik. Somit haben häufig die Notaufnahmen die Situation zu meistern, Angehörige zu betreuen, tröstende Worte zu finden und müssen Prellbock sein. Wenn im Hospiz mal wieder kein Platz ist und der verzweifelte Angehörige mit Tränen in den Augen schluchzt: »Gestorben wird im Krankenhaus. Wo denn sonst?« Im Angesicht steigender Fallzahlen in Notfallaufnahmen deutschlandweit kollidieren gerade hier die Erwartung und Realität vom Umgang mit Sterbenden und Verstorbenen.

## 8.2 Warum Sterben in der ZNA zu vermeiden ist

Sterben wird oft mit den Worten der ewigen Ruhe beschrieben. Jedoch sind Lärm und Komfort ein rares Gut in einer Notfallaufnahme. Die funktionelle Bauweise mit abwaschbaren Wänden, Desinfektionsspendern, grellem Licht und zweckdienlichen Liegen laden nicht zum Ruhen und Rasten ein. Überwachungsmonitore klingeln Alarm, die Kabel ziehen am Patienten, der Blutdruckintervall ist auf 5-minütigen Abstand eingestellt. Eine Tür knallt, auf dem Gang beschwert sich ein Patient lautstark über die lange Wartezeit. Das Personal – aus- oder überlastet – findet selten Zeit für warme Worte oder um einfach nur zuzuhören. Patienten, die unmittelbar vor dem Tod stehen und auch sterben dürfen, stellen noch immer eine Seltenheit in der ZNA dar; die Pflegekräfte, die sonst mehr auf apparative und hochfunktionelle Tätigkeiten und Algorithmen trainiert sind, sind mit dieser Fokusverschiebung auch mal schnell überfordert und kennen sich mit Palliativpflege selten aus.

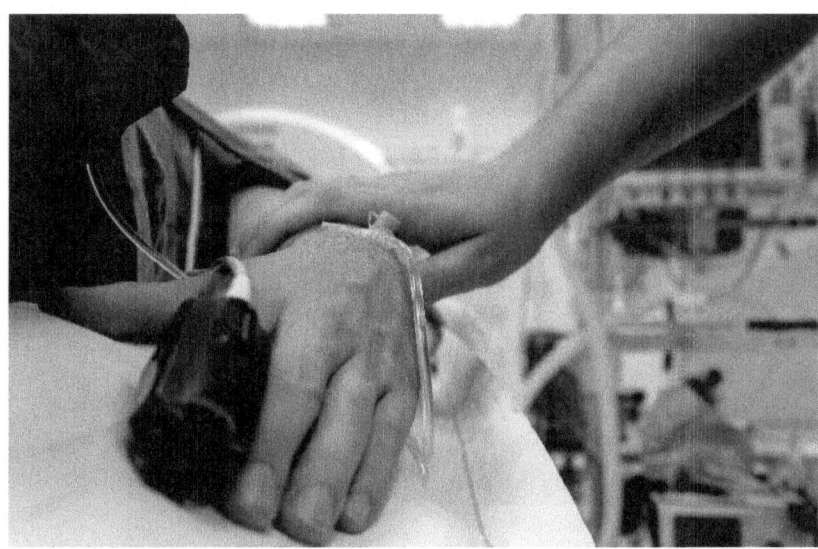

Abb. 8.1: Herausforderung Palliativversorgung in der Notfallaufnahme (© Breitinger & Herm 2019, BWK Ulm)

## 8.3 Schleichendes oder abruptes Sterben

Für die ZNA sind aus unserer Sicht zwei Sterbearten relevant (▶ Tab. 8.1).

| Schleichendes Sterben | Abruptes Sterben |
|---|---|
| Häufig mit langer Leidensgeschichte und chronischer Erkrankung einhergehend | Plötzlicher Eintritt, ohne Vorankündigung |
| Nicht selten aus ambulanten oder stationären Pflegeeinrichtungen | Häufig traumatisch (Sturz, Verkehrsunfall) |
| z. B. Suchtkrankheiten | z. B. Suizid |
| Einweisungsgrund ist häufig Überforderung der Angehörigen, des Hausarztes oder des Pflegepersonals | Unvorbereitet aus dem Alltag heraus |

Tab. 8.1: Schleichendes vs. abruptes Sterben in der ZNA: Gründe und charakteristische Eigenschaften (eigene Darstellung)

Tab. 8.1: Schleichendes vs. abruptes Sterben in der ZNA: Gründe und charakteristische Eigenschaften (eigene Darstellung) – Fortsetzung

| Schleichendes Sterben | Abruptes Sterben |
|---|---|
| Oft fehlende Vorbereitung/Auseinandersetzung mit dem nahenden Tod: keine Patientenverfügung, Hilfsmittel und/oder Unterstützung | Angehörige benötigen sehr viel Betreuung |
| | Therapieziel muss schnell festgelegt werden |
| | Häufig kein Patientenwille verfasst |

## 8.4 Sterbephasen

*Rehabilitations- und Präterminalphase*
Rehabilitations- und Präterminalphase sind aus notfallmedizinischer Sicht eher selten und bedürfen bei Auftreten vor allem Beratung und Anlaufstellen für Hilfe. Es kann vorkommen, dass in der ZNA Diagnosen erhoben werden, die den Patienten in eine dieser Phasen einordnen. In diesem frühen Zustand sich körperliche Symptome weniger ausgeprägt und Patienten überwiegend selbstständig in der Versorgung.

*Terminalphase*
Diese Phase ist nicht selten mit der Bettlägerigkeit des Kranken, Rückzug und Ruhelosigkeit begleitet. Körperliche Symptome werden häufiger und schränken den Patienten vermehrt ein. Die Lebenserwartung schwankt ab diesem Zeitpunkt von wenigen Tagen bis zu einer Woche.

*Finalphase*
Sie zeichnet sich durch ein nach innen gerichtetes Bewusstsein des sterbenden Patienten aus, körperliche Symptome sind deutlich einschränkend für die Patienten. Die ungefähre Lebenserwartung liegt bei einigen Stunden bis wenige Tage.

## 8.5 Aus der ZNA nach Hause zum Sterben

Eine Vorstellung in der ZNA muss kein sicheres Zeichen für eine Aufnahme in die stationäre Behandlung sein. Nicht selten sind Angehörige in ihrer Hilflosigkeit froh um jeden Rat, um einen würdevollen Prozess zu initiieren. In der Terminalphase können Vorbereitungen für das Sterben auch durch die

ZNA in Zusammenarbeit mit dem Hausarzt angebahnt und eine Anbindung an die *spezielle ambulante Palliativversorgung* (SAPV) durchgeführt werden. Der Patient sollte dringend auf die Möglichkeit einer Patientenverfügung hingewiesen werden. Das Ziel dabei ist, Lösungen anzubahnen, die den Wünschen des Patienten entsprechen. Die Mehrheit der Menschen wünscht einen Tod zu Hause und im Beisein der Familie, in der Praxis wird dies nur selten Realität. Unsere Aufgabe als ZNA ist es, Ursachenforschung zu betreiben, warum der Wunsch des Patienten nicht umgesetzt werden kann und die Weichen zu stellen, damit diesem Wunsch so gerecht wie möglich entsprochen werden kann. Um in einer solchen Situation Ansprechpartner bei SAPV, Hospiz und Pflegediensten nicht erst mühsam und mit Zeitdruck herausfinden zu müssen, ist es hilfreich, bereits im Vorfeld Strukturen und Beziehungen aufzubauen.

## 8.6 Kein Weg zurück

Bei Erreichen der Finalphase (unmittelbares Sterben) ist eine Verlegung oder ambulante Versorgung in der Regel nicht mehr umzusetzen. Im Fokus für die Entscheidung sollte jetzt der Patientenwille stehen, erst sekundär der Angehörigenwille.

Wenn ein Sterbeprozess zuhause nicht möglich oder nicht gewünscht ist, sollte eine schnelle Verlegung auf Station angestrebt werden. Im Alltagsbetrieb eines Krankenhauses dauern Verlegungen aus der Notaufnahme auf die Stationen meist mehrere Stunden, was für sterbende Patienten zu vermeiden ist. Um eine zügige Verlegung zu ermöglichen, ist oft Engagement erforderlich: Direkte Information der Station über die besondere Situation oder die Hinzuziehung von Oberärzten außerhalb der normalen Strukturen führt meist zum Erfolg.

Wenn eine Verlegung trotzdem nicht möglich oder nicht sinnvoll ist, sollte ein sterbender Patient anders als »normale« Patienten versorgt werden; aus der Routine heraus neigen Pflegepersonal und Ärzte dazu, wiederkehrende Aufgaben automatisch abzuarbeiten. Das Standardlabor und EKG zu stationärer Aufnahme sollte bei Patienten in der Finalphase kritisch hinterfragt werden. Messwerte ohne Konsequenz sind sinnlos und für betroffene Patienten nur zusätzlicher Stress und Schmerz. Die Applikation von Sauerstoff ist kritisch zu überprüfen. Liegt keine Hypoxämie vor, ist sie nicht indiziert und hat auch keinen Einfluss auf die Wahrnehmung der Atemnot (vgl. Leitlinienprogramm Onkologie 2020). Auch bei Vorliegen einer Hypoxämie ist eine Sauerstofftherapie meist nicht notwendig und kann schrittweise beendet werden. Der Wert der Sauerstoffsättigung ist nicht relevant; es zählt nur das Ausmaß der vom Patienten (mutmaßlich) wahrgenommenen Atemnot, welche sich primär mit der Gabe von Opiaten und Benzodiazepinen reduzieren lässt. Eine Hypoxämie wird mit der Ausschüttung von Glückshormonen assoziiert, die sich positiv auf das Erleben des Patienten auswirken können. Zusätzlich steigert die Sauerstoffapplikation durch Austrocknung der Schleimhaut das Durstgefühl. Wenn die Dyspnoe nicht mit medikamentöser Therapie suffizient kontrolliert werden kann, kann eine Sauerstofftherapie erwogen werden.

### Verlegung auf Station nicht möglich

Rahmenbedingungen, um Komfort zu schaffen:

- Ruhige Umgebung, möglichst Einzelzimmer
- Richtiges Krankenbett mit Lagerungsmaterial
- Gedämpftes Licht
- Bezugspflege
- Ein verantwortlicher Arzt
- Bedarfsgerechte Analgesie
- Teambriefing
- Kein Monitoring: die Registrierung des exakten Todeszeitpunktes ist irrelevant
- Sauerstoffgabe kritisch hinterfragen
- Angehörige frühzeitig einbeziehen
- Angehörigen anbieten, bei Pflege mitzuwirken
- Nach Versterben Abschied erlauben

### Palliative Pflege in der ZNA

Tab. 8.2: Möglichkeiten der palliativen Pflege in der ZNA (vgl. Leitlinienprogramm Onkologie 2020)

| | | |
|---|---|---|
| Schmerz | • Stufentherapie<br>  – Stufe 1: Nicht-Opioidanalgetika<br>  – Stufe 2: Niederpotente Opioidanalgetika + Nicht-Opioidanalgetika<br>  – Stufe 3: Hochpotente Opioidanalgetika + Nicht-Opioidanalgetika<br>• Bei Patienten, denen Opioide oral oder transdermal nicht verabreicht werden können, sollte die subkutane oder intravenöse Applikation von Morphin oder Hydromorphon erfolgen (z. B. Morphin-Perfusor)<br>• An Lokalanästhesie/Leitungsanästhesie denken<br>• Co-Medikation in Erwägung ziehen | |
| Angst | • Regelmäßig evaluieren<br>• Ggf. Delir behandeln<br>• Benzodiazepine können in der Sterbephase zur Linderung von Angst mit oder ohne begleitende Unruhesymptome eingesetzt werden<br>• Aromatherapie in Betracht ziehen | |
| Schwindel, Übelkeit und Erbrechen | • Opioidbedingte Übelkeit und Erbrechen sollte mit antidopaminergen Medikamenten behandelt werden<br>• Optimieren der Lagerung/Oberkörper hoch<br>• $H_1$-Antihistaminika<br>• Kamille, Fenchel, Kümmel oder Pfefferminz werden antiemetische Wirkungen nachgesagt | |

| | | Tab. 8.2: Möglichkeiten der palliativen Pflege in der ZNA (vgl. Leitlinienprogramm Onkologie 2020) – Fortsetzung |
|---|---|---|
| Atemnot | • Stark mit Angst verknüpft<br>• Erfassung der Atemnot sollte<br>  – sensorisches Erleben – Intensität/Schweregrad der Atemnot – und<br>  – die emotionale Belastung – Angst/Panik – evaluieren.<br>• Ist eine ursächliche Therapie der Atemnot möglich, soll diese vor oder parallel zu einer symptomatischen Therapie durchgeführt werden. Dabei soll Folgendes berücksichtigt werden:<br>  – Abwägung der medizinischen Indikation<br>  – Belastung sowie Nutzen für den Patienten<br>  – Patientenwille | |
| Durst | • Bei belastender Mundtrockenheit sollte die Mundschleimhaut regelmäßig, dem Bedürfnis des Sterbenden angepasst, befeuchtet werden. Es sollten geeignete Substanzen verwendet werden, die den Gewohnheiten und Vorlieben des Sterbenden entsprechen und der Herstellung von Wohlbefinden dienen. | |

### Mögliche Symptome des finalen Sterbeprozesses

- Flacher werdende Atmung mit gelegentlichen Atempausen bis hin zur Schnappatmung. Häufig ein hörbares Rasseln bei In- und Exspiration. Absaugen ist nicht sinnvoll und führt zu mehr Unbehagen!
- Abnehmende Durchblutung der Haut und daraus resultierend kalte Extremitäten. Bildung dunkler Flecken auf der Haut.
- Erschlaffen der Muskulatur. Aspiration von Speichel. Neue oder zunehmende Inkontinenz. Das Fehlen von Darmgeräuschen.
- Gräuliche Verfärbung der Haut und Veränderung des Gesichtsausdrucks (Facies hippocratica), u. a. mit kaltschweißiger Stirn, blasser Nase, einem Hervorschieben des Kinns sowie Einsinken der Augen- und Wangenpartie.

## 8.7 Plötzliches Sterben in der ZNA

Der unmittelbare Eintritt des Todes, meist durch Trauma oder schnellen Verlauf, trifft Angehörige in der Regel unvorbereitet und aus dem Alltag heraus. Die Patientenklientel ist häufig jünger im Vergleich mit anderen Todesarten.

Angehörige haben keine Möglichkeit mehr, sich geordnet vom Patienten zu verabschieden. Häufig treffen Angehörige erst nach dem Versterben des zu Behandelnden ein. Das Überbringen der Todesnachricht ist dann die Aufgabe des medizinischen Personals.

**Tab. 8.3:** Todesursachen in Deutschland 2019 (© Statistisches Bundesamt (Destatis) 2020, eigene Berechnung der Prozentwerte)

| Todesursachen Deutschland gesamt nach Häufigkeit | |
|---|---|
| Altersgruppe 30 bis > 85 | Altersgruppe 0 bis 30 |
| Krankheiten des Kreislaufsystems (36 %) | Äußere Ursachen von Morbidität und Mortalität (29 %) |
| Neubildungen (26 %) | Best. Zustände mit Ursprung in der Perinatalperiode (18 %) |
| Bösartige Neubildungen (BN) (25 %) | Unfälle einschließlich Spätfolgen (15 %) |
| Ischämische Herzkrankheiten (13 %) | Angeb. Fehlbildungen, Deformitäten, Chromosomenanom. (13 %) |
| Sonstige Formen der Herzkrankheit (8 %) | Vorsätzliche Selbstbeschädigung (11 %) |
| Krankheiten des Atmungssystems (7 %) | Symptome und abnorme klinische und Laborbefunde (11 %) |
| Psychische und Verhaltensstörungen (6 %) | Neubildungen (10 %) |
| Zerebrovaskuläre Krankheiten (6 %) | Bösartige Neubildungen (BN) (10 %) |
| BN d. Larynx, d. Trachea, d. Bronchien u. d. Lunge (5 %) | Transportmittelunfälle (9 %) |
| Akuter oder rezidivierender Myokardinfarkt (5 %) | Sonst. ungenau bezeichnete u. unbek. Todesursachen (9 %) |
| BN der Bronchien und der Lunge (5 %) | Krankheiten d. Nervensystems u. d. Sinnesorgane (5 %) |
| Hypertonie (Hochdruckkrankheit) (5 %) | Krankheiten des Kreislaufsystems (4 %) |
| BN der Genital- und Harnorgane (4 %) | Angeborene Fehlbildungen des Kreislaufsystems (4 %) |
| Krankheiten des Verdauungssystems (4 %) | BN d. lymphat., blutbild. u. verwandten Gewebes (2 %) |
| Äußere Ursachen von Morbidität und Mortalität (4 %) | Endokrine, Ernährungs- u. Stoffwechselkrankheiten (2 %) |

## 8.8 Todesnachricht überbringen

Für die Überbringung einer solchen Nachricht gibt es keine ideale Lösung. Jeder Mensch reagiert auf eine solche Nachricht anders. Wut, Aggression, Panik, Hilflosigkeit, Schreien, Schweigen und körperliche Reaktionen wie Übelkeit, Erbrechen und Bewusstlosigkeit sind einige der möglichen Reaktionen. Trifft der Tod die Angehörigen unerwartet, können Vorwürfe an das ZNA-Personal gerichtet werden, wie beispielsweise:

- Warum tun Sie nichts? Warum nutzen Sie all diese Geräte nicht?

Es ist nicht wichtig, wie genau auf diese Frage geantwortet wird, wichtig ist die eigene Grundhaltung: Diese Aussagen sind kein Ausdruck von Misstrauen, sondern von Verzweiflung. Die Angehörigen schwanken bei diesen Fragen zwischen Nicht-Wahrhaben-Wollen und der Hoffnung, dass vielleicht doch noch ein Wunder geschehen könnte. Bei diesen Fragen erwarten die Angehörigen keine genaue Erläuterung, wann genau welche Lebensrettungsversuche unternommen werden. Meist genügt es mitzuteilen, dass wirklich alles versucht wurde oder auch die Information, wie viele Mitarbeiter in die Rettungsversuche involviert waren.

Kommt es zu extremen Reaktionen (schreien, Wut, verbale Aggression usw.) können folgende Strategien helfen:

- Nur anwesend sein (mit »innerer« Präsenz und Aufmerksamkeit beim Gegenüber), Emotionen werden meist nach einigen Minuten von selbst schwächer
- Zeit geben: »Ich komme in [5/10] Minuten wieder. Wenn Sie zwischendrin was brauchen, melden Sie sich [an der Anmeldung].« Wichtig ist es, nach der angekündigten Zeit auch wirklich wiederzukommen und sich nicht zu verspäten!
- Nicht die Angehörigen an einen anderen Ort schicken: »Gehen Sie doch mal an die frische Luft« kann als Wegschicken oder Unerwünscht sein interpretiert werden. Natürlich können Sie vorschlagen, für ein paar Minuten an die Luft zu gehen, dann sollten Sie aber auf Wiedereinladung in den Gesprächsraum achten.

> **Überbringen einer Todesnachricht**  Merke
>
> Vorbereitung
>
> - Todesnachrichten niemals alleine überbringen
> - Eindeutige Identifikation vorher
> - Längere Gesprächszeit einkalkulieren (ca. 30 min)
> - Überbringen der Nachricht in Dienstkleidung (keine blutverschmierte Schutzkleidung)
> - Eigene Berührung darf gezeigt werden, soll den Angehörigen aber nicht zusätzlich belasten.
>
> Verhalten im Gespräch
>
> - Unbewusstes Lächeln zur Verschleierung der eigenen Unsicherheit vermeiden

- Nachricht in einem vorher definierten Raum überbringen (idealerweise sichtgeschützt, nicht im Gang oder in einer Wartegruppe)
- Nachricht ohne Umschweife überbringen. Das Wort *Tod* sollte ausgesprochen werden.
- Wenn die Todesursache nicht sicher ist, nicht spekulieren.
- Anwesende Kinder durch Personal betreuen lassen, um den Eltern die Möglichkeit zu geben, die Überbringung selbst zu tätigen.
- Starke Emotionen der Angehörigen zulassen (weinen, schreien, toben)
- Taschentücher nicht zu früh anbieten. Dem Angehörigen soll selbst überlassen werden, wann er weinen will.
- Hilfe anbieten (Pfarrer, Notfallseelsorger, Krisenintervention …)
- Nach dem ersten Schock erzählen Angehörige gerne aus dem Leben des Verstorbenen. Lassen Sie es zu, fragen Sie jedoch nicht aktiv danach.
- Wenn möglich, Angehörigen nicht alleine belassen (soweit möglich, sicherstellen, dass die Angehörigen nicht ohne Ansprechpartner zuhause »versinken« → Familienangehörige, Nachbarn, Freunde, PSNV)

Nachbereitung

- Hot Debrief zum Angehörigengespräch! Fokus auf Emotionen. Mitarbeiter, die behaupten, es lasse sie kalt, verleugnen meist die eigene Betroffenheit.
- Versuchen Sie, wenn möglich, nach einer kurzen Pause weiterzuarbeiten.
- Kein Sensationsbericht an andere Mitarbeiter. Sprechen Sie nur ausführlich, wenn es um Ihre Gefühle geht.
- Nehmen Sie gerne Kontakt mit der für Sie zuständigen Seelsorge auf. Dies ist kein Zeichen von Schwäche.
- Sprechen Sie mit Ihren Kollegen über die Situation.

## 8.9 Nicht natürlicher Tod

Wenn Personen an nicht natürlichen Ursachen versterben, muss dies bei der Polizei angezeigt werden. Jeder Unfalltod stellt eine nicht natürliche Todesursache dar. In der Regel wird dann von der Kriminalpolizei eine Leichenschau durchgeführt und entschieden, ob eine Obduktion angeordnet wird. Grundsätzlich gilt:

- Tubus, Zugänge und Katheter am/im Patienten belassen
- Kleidung, wenn möglich, nicht in Kunststofftüten verpacken, Körperflüssigkeiten sollten möglichst trocknen können, um verwertbare Spuren zu erhalten, ideal sind Papiertüten.

- Nach Versterben den Patienten nicht waschen (erst nach Rücksprache), in der Regel nach Fotodokumentation durch Kripo gestattet. Falls gestattet, ermöglicht das Reinigen von beispielsweise Gesicht und Händen den Abschied für die Angehörigen.
- Wenn der Leichnam als beschlagnahmt gilt, kann nur die Staatsanwaltschaft ihn wieder frei geben.
- Der Abtransport zur Obduktion wird von der Kriminalpolizei in Auftrag gegeben.

## 8.10 Anwesenheit von Angehörigen bei kritischen Patienten/Reanimation – ein Impuls

Trifft ein kritisch kranker Patient in der ZNA ein, werden Angehörige praktisch immer in den Wartebereich geschickt und nach Abschluss der Maßnahmen informiert. Für den Alltag ist dies ein bewährtes Konzept. Im Rettungsdienst wurde dies bis vor ein paar Jahren ähnlich gehandhabt und Angehörige wurden aus dem Raum geschickt. Inzwischen weiß man jedoch, dass es für die Verarbeitung der Ereignisse für die Angehörigen meist sehr positiv ist, wenn sie während der Rettungsmaßnahmen anwesend sein können, wenn sie dies möchten. Im Gegensatz zur Präklinik sind in der ZNA die Patienten »zu Gast« im klinischen Setting, weshalb bisher kaum jemand auf die Idee gekommen ist, Angehörige aktiv mit in den Raum zu nehmen. Es kommt jedoch schon vor, dass ein Notfall auftritt, wenn sich Angehörige bei dem Patienten befinden. Um Angehörige beispielsweise bei einer Reanimation anwesend sein zu lassen, gibt es einige Erfordernisse:

- Betreuung der Angehörigen durch eine hochqualifizierte medizinische Fachkraft während der gesamten Zeit, die für Erläuterungen und Fürsorge zuständig ist
- Eingespieltes Team
- Professionelle Teamkommunikation
- Routinierte Abläufe
- Nicht zu viel Hektik
- Platz für den Angehörigen und für den Betreuer

Die Anwesenheit von Angehörigen ermöglicht:

- Bessere Verarbeitungsmöglichkeiten, Trauerprozess wird gefördert
- Mehr Verständnis für die Tätigkeiten des ZNA-Personals
- Transparenzförderung
- Eigener Anspruch des Teams, eine hochprofessionelle Arbeit zu leisten, kann steigen

Für viele Situationen wird es vermutlich auch weiter weniger sinnvoll sein, Angehörige bei der Behandlung kritisch Kranker anwesend sein zu lassen. In manchen Situationen wäre es aber sicherlich möglich, oder? Es ist einen Gedanken wert; versetzen Sie sich doch einmal in die Situation des Angehörigen (in einer fremden Klinik) – würden Sie sich gerne in den Wartebereich in voller Unwissenheit aussperren lassen?

### Literatur

Leitlinienprogramm Onkologie (Deutsche Krebsgesellschaft, Deutsche Krebshilfe, AWMF) (2020) Palliativmedizin für Patienten mit einer nicht-heilbaren Krebserkrankung. Langversion 2.2. AWMF-Registernummer: 128/001OL (https://www.leitlinienprogramm-onkologie.de/leitlinien/palliativmedizin/, Zugriff am: 21.10.2020)

Statistisches Bundesamt (Destatis) (Hrsg.) (2020) Todesursachen (https://www.destatis.de/DE/Themen/Gesellschaft-Umwelt/Gesundheit/Todesursachen/_inhalt.html#sprg235878, Zugriff am: 17.10.2020)

# 9 Hilfen für Helfer

*Theresa Jakob und Marcus F. Herm*

## 9.1 Einleitung

Die Anforderungen an Personal der Notfallaufnahme sind bereits im Routinebetrieb hoch. Die Patientenversorgung steht unter dem Diktat von Zeitdruck, Personalmangel, Diskontinuität, Zersplitterung und hohen fachlichen Anforderungen. Die Ausnahmesituationen der Patienten sind dabei für das Notfallaufnahmepersonal meist Routine und führen im Arbeitsalltag meist nicht zu emotionalen Belastungen. Eine große, stark blutende Wunde oder ein tragischer Unfall bringt Pflegefachkräfte nicht aus der Fassung; wir kennen die Patienten zu wenig, haben ähnliche Bilder schon oft gesehen und vergleichbare Geschichten schon oft gehört. Wie aus heiterem Himmel passiert es dann doch irgendwann: Wir werden mit etwas konfrontiert, was uns emotional erschüttert. Der eine Patient oder die eine Geschichte geht einem nicht mehr aus dem Kopf. Vielleicht nehmen wir sie mit nach Hause, vielleicht verdrängen wir sie zunächst erfolgreich, bemerken aber später doch, dass uns dieses Erlebnis belastet.

Die Situationen, in denen eine emotionale Belastung auftritt, können dabei sehr vielfältig sein. Es bedarf nicht zwingend einer Menge Blut oder eines traurigen Schicksals, um nach einem Ereignis eine emotionale Belastung wahrzunehmen. Kleine Veränderungen in den Rahmenbedingungen wie z. B. der krankheitsbedingte Ausfall eines Kollegen, eine PC-Fehlfunktion, Erschöpfung oder private Probleme reichen schon, um aus einem scheinbar banalen Ereignis eine emotionale Achterbahnfahrt werden zu lassen. Letztlich kann praktisch jede Situation in der Notfallaufnahme zu einer akuten Belastungsreaktion führen.

Ereignisse, die ein erhöhtes Potential für eine akute Belastungsreaktion haben, können beispielsweise sein:

- Besonders junge Patienten mit unverschuldetem Unfall und schlechter Prognose
- Schlechte Kommunikation im Schockraum, hohe subjektive Wahrnehmung von Fehlern im Ablauf oder nach dem CRM
- Patient ist aus persönlichem Umfeld des Mitarbeiters
- Subjektives Erleben eigener (vermeintlicher) Fehler
- Unerwartetes (Beinahe-)Versterben eines Patienten

- Lange, intensive Auseinandersetzung mit trauernden Angehörigen, dabei fehlende Unterstützung durch das Team
- Patient, Angehörige oder Situation erinnern an eigene, private Erlebnisse aus der Vergangenheit

In einer Untersuchung aus dem Jahre 2000 wurden die Traumaexposition und das Auftreten von posttraumatischen Belastungsstörungen von Pflegekräften auf Intensivstationen erhoben (vgl. Teegen & Müller 2000). 17 % der Befragten gaben an, unter Symptomen einer posttraumatischen Belastungsstörung, Depression oder erschwerter kognitiv-emotionaler Verarbeitung zu leiden (Teegen & Müller 2000). Ähnliche Zahlen sind für Pflegekräfte in Notfallaufnahmen zu erwarten, Studien wurden in diesem Arbeitsumfeld bisher nicht durchgeführt.

Die oben genannten Beispiele treten in allen Notfallaufnahmen immer wieder auf. Die Erkennung von Belastungsreaktionen mit den Möglichkeiten der niederschwelligen internen und externen Hilfe und der Prävention in Form der Resilienzförderung sind wichtig und sollten als Teamaufgabe wahrgenommen werden, damit aus solchen Situationen möglichst keine schwerwiegenden psychischen Folgen entstehen.

Hierbei gilt zu beachten, unter welchen Anforderungen und Belastungen Pflegefachkräfte stehen: Die enge Zusammenarbeit im Team kann problematisch sein, menschliche Beziehungen schwanken stark in ihrer Ausprägung. Jedoch kann auch ein gutes Team durch falsche oder fehlerhafte Organisation stark beeinträchtigt werden. In der ZNA spielt vor allem Zeitdruck eine große Rolle. Chronisch überfüllte Warteräume und Patienten verschiedenster Dringlichkeitsstufen wirken auf das Personal ein. Nicht selten neigen Pflegekräfte dazu, ihre Pausen zu opfern, um für Patienten noch etwas mehr herauszuholen.

## 9.2 Akute Belastungsreaktionen und PTBS nach potentiell belastenden Ereignissen im Team vorbeugen

Der erste Schritt ist die Identifikation eines potentiell belastenden Ereignisses. Durch die Vielfältigkeit der möglichen Ereignisse sollte die Schwelle zum Tätigwerden tief angesetzt sein. Eine Möglichkeit ist die routinemäßige Durchführung von Nachbesprechungen nach Schockräumen und anderen kritischen Ereignissen. Für die Strukturierung dieser Nachbesprechungen gibt es eine Vielzahl an möglichen Herangehensweisen. Da in der Praxis Nachbesprechungen mit dem Ziel der psychosozialen Nachsorge noch immer wenig Akzeptanz erfahren, eignen sich durchaus auch Konzepte, die primär auf die Teamleistungsreflexion im Sinne des CRM ausgerichtet sind.

Diese enthalten praktisch als »Nebenwirkung« viele Elemente der psychosozialen Nachsorge. Im Folgenden wird ein Konzept vorgestellt, das *Hot* bzw. *Cold Debrief* genannt wird.

### 9.2.1 Hot Debrief

Der Name und die Idee kommen aus dem amerikanischen Sprachraum (vgl. Sweberg et al. 2018). Einer der Leitsätze besagt: »Debrief While It's Hot« und meint so viel wie: »Nachbesprechung, solange es heiß ist«. Grundsätzlich ist dies keine neue Idee und Debriefings sind nach derartigen Ereignissen auch keine Seltenheit. Der Rahmen, den diese Methode bietet, ist jedoch nicht auf Prozessoptimierung und das Ausschalten struktureller Probleme ausgerichtet. Vielmehr geht es um die emotionale Komponente des einzelnen Mitarbeiters. Gesucht werden keine klaren Lösungen und Optimierungen, der Mitarbeiter soll lediglich für ihn belastende Erlebnisse ansprechen, seine Beobachtungen in Verbindung mit den erlebten Gefühlen sind das Ziel. Wert wird auf eine flache Hierarchie und Kommunikation ohne Beleidigung, Wertung oder Beschuldigung gelegt.

**Beispiele**

Im Rahmen eines Hot Debrief nach einer Reanimation in der ZNA äußern sich Mitarbeiter:

- »Als ich Adrenalin aufziehen wollte, stellte ich fest, dass keines mehr im Notfallwagen war. Ich musste los und welches aus dem Kühlschrank holen. Das hat mich geärgert!«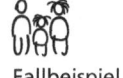
Fallbeispiel
- »Ich habe es während der Reanimation als sehr laut empfunden. Ich habe mich dabei unwohl gefühlt.«
- »Ich fand es gut, dass wir die Situation schnell erkannt haben und uns nicht gegenseitig behindert haben. Es hat Spaß gemacht, mit euch zu arbeiten.«

### 9.2.2 Cold Debrief

Ein Cold Debrief hat dieselben grundlegenden Ziele wie ein Hot Debrief, wird jedoch eine gewisse Zeit nach der Situation/dem Vorfall einberufen. Den Teilnehmern wird mehr Zeit eingeräumt, um die zu lernenden Lektionen zu ermitteln. Die »kalte Nachbesprechung« sollte ein persönliches Treffen sein, welches idealerweise innerhalb von Tagen nach dem Ereignis und nicht erst nach Monaten stattfindet. Der Koordinator/Teamleader des Vorfalls muss anwesend sein, ebenso wie wichtige Mitglieder des Teams sowie Personen, die für die Erstellung der verwendeten SOPs verantwortlich sind. Idealerweise sollte die Gruppenstärke acht Personen nicht überschreiten. Im Falle größerer Personengruppen sollten mehrere Nachbesprechungen erfolgen. Es ist notwendig, einen Moderator zu ernennen. Im Idealfall ist dies jemand, der nicht eng in den Vorfall verwickelt war und der Fragen von einem unabhängigen, aber nicht bedrohlichen Standpunkt aus stellen kann. Der Moderator sollte angewiesen werden, Gefühle anzuerkennen, aber auch auf Fakten zu drängen.

Der Moderator kann diese Standardfragen verwenden, um das Feedback der Teilnehmer zu fördern:

- »Was wollten wir tun?«
- »Was haben wir erreicht?«
- »Was ist gut gelaufen?«
- »Was hat funktioniert?«
- »Was hätte besser laufen können?«
- »Welche wiederholbaren, erfolgreichen Prozesse haben wir verwendet?«
- »Was waren die Faktoren, die Sie davon abgehalten haben, noch mehr zu liefern?«
- »Was waren die Stolpersteine und Fallstricke, damit diese in Zukunft vermieden werden können?«
- »Was würden Sie zukünftigen Teams aufgrund Ihrer Erfahrungen in dieser Situation raten?«

**Abb. 9.1:**
Hot und Cold Debrief im Vergleich (eigene Darstellung)

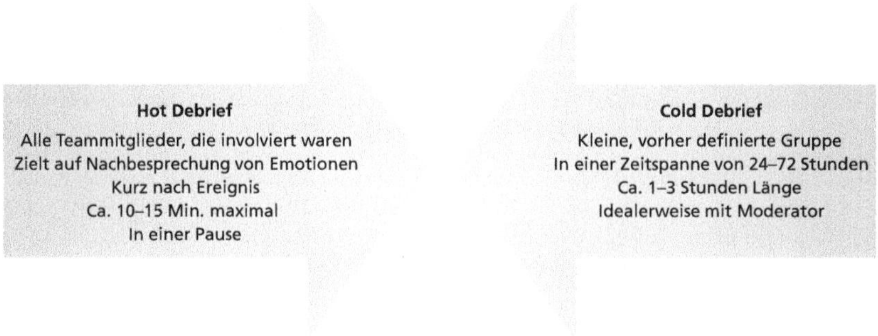

| Hot Debrief | Cold Debrief |
|---|---|
| Alle Teammitglieder, die involviert waren | Kleine, vorher definierte Gruppe |
| Zielt auf Nachbesprechung von Emotionen | In einer Zeitspanne von 24–72 Stunden |
| Kurz nach Ereignis | Ca. 1–3 Stunden Länge |
| Ca. 10–15 Min. maximal | Idealerweise mit Moderator |
| In einer Pause | |

## 9.2 Akute Belastungsreaktionen und PTBS vorbeugen

### Auftakt

Ankündigung, dass es eine kurze Nachbesprechung geben wird

Alle Teammitglieder ermutigen, sich einzubringen

### Sichere Rahmenbedingungen

Teilnehmer sollen unvoreingenommen sein; möglichst flache Hierarchie

Keine Beschuldigungen, keine Beleidigungen

### Rückblende

Chronologischer Rückblick auf die Ereignisse; Teammitgliedern erlauben, eigene Sicht der Dinge zu äußern

Ansprechen von Problemen/Situationen bezüglich: Personal, Material, Kommunikation und Hindernisse; keine vorschnellen Lösungen zulassen

### Teilnehmer

Jedes Teammitglied soll das gleiche Recht haben, frei zu sprechen.

### Aufgreifen

Besorgte Äußerungen erkennen und aufgreifen; Aufarbeitung im privaten Gespräch erlauben

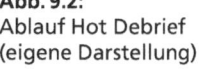

Abb. 9.2: Ablauf Hot Debrief (eigene Darstellung)

## 9.3 Akute Belastungsreaktion und PTBS erkennen

Neben der routinemäßigen und anlassbezogenen Nachbesprechung ermöglicht das (Er-)Kennen der Symptome einer akuten Belastungsreaktion eine gezielte Beobachtung und Einschätzung von sich oder seinen Kollegen im Rahmen der Fürsorge, um frühzeitig Interventionen einzuleiten. Zunächst muss zwischen der *akuten Belastungsreaktion* und der *posttraumatischen Belastungsstörung* unterschieden werden. Diese Unterscheidung ist wichtig, denn sie kann bei der aktiven Suche nach Unterstützung bei Betroffenen helfen.

Die akute Belastungsreaktion stellt eine normale Reaktion auf ein unnormales Ereignis dar und aktiviert die Instrumente der Resilienz. Eine PTBS stellt ein Krankheitsbild dar, welches ebenfalls auf ein bestimmtes Ereignis zurückzuführen ist, in ihrer Ausprägung aber eine verzögerte Reaktion auf das Erlebte darstellt und länger andauert. Eine differenzierte Unterscheidung der Symptome und Charakteristika sind in folgender Tabelle dargestellt:

Tab. 9.1: Akute Belastungsreaktion vs. posttraumatische Belastungsstörung (eigene Darstellung)

| Akute Belastungsreaktion (ABR) | Posttraumatische Belastungsstörung (PTBS) |
|---|---|
| Tritt direkt nach dem Ereignis auf und dauert bis zu vier Wochen | Kann aus einer ABR entstehen, teilweise auch erst Monate oder Jahre später |
| Kommt relativ häufig vor, aktiviert Resilienz (Copingstrategien) | Ausgeprägte Resilienz dient als Schutz vor Ausbildung einer PTBS |
| Gilt nicht als psychische Erkrankung, sondern als normale Reaktion | Psychische Erkrankung, die meist ausheilen kann und selten chronisch wird |
| (Semi-)Professionelle Begleitung, insbesondere in der Frühphase, sinnvoll | Professionelle Behandlung notwendig |
| Symptome:<br>• Vegetative Symptome wie Tachykardie, schwitzen<br>• Gefühl der Betäubung, eingeschränkte Aufmerksamkeit<br>• Leichte Reizbarkeit<br>• Ständig Bilder des Ereignisses vor Augen<br>• Gedankenkreisen<br>• Schreckhaftigkeit<br>• Negative Einstellung bezüglich der Arbeit<br>• Fehlerhäufung<br>• »Nicht bei der Sache sein«<br>• Rückzug, aber auch Unruhe oder Überaktivität als eine Art der Fluchtreaktion<br>• Schlafstörungen | Symptome:<br>• Alle, die auch bei ABR auftreten, häufig in gesteigerter Ausprägung<br>• Flashbacks, häufig ausgelöst durch Gerüche, Geräusche, Orte<br>• Häufiges, unwillkürliches Wiedererleben des Traumas<br>• Häufige Albträume<br>• Angst<br>• Alle Symptome einer Depression<br>• Suizidgedanken möglich<br>• Wechselhafter Verlauf |

## 9.4 Niederschwellige Hilfen anbieten

Die Inanspruchnahme von Hilfe innerhalb des Teams ist für den betroffenen Mitarbeiter oft mit Scham verbunden. Um dem entgegenzuwirken, ist eine aktive Auseinandersetzung mit dem Thema »akute Belastungsreaktion« im Alltag notwendig, um über Hilfsangebote bereits informiert zu sein, bevor es zu dem belastenden Ereignis kommt. Eine etablierte Möglichkeit ist die Hinzuziehung des Notfallnachsorgedienstes. Dieser ist bekannt für die Betreuung von Angehörigen nach Unfällen, sieht seinen Auftrag aber auch ganz klar in der Betreuung von Einsatzkräften und medizinischem Personal. Je nach Region gehören zu der Notfallnachsorge beispielsweise die Psychosoziale Notfallversorgung (PSNV), die Notfallseelsorge, Kriseninterventionsteams (KIT) und die Klinikseelsorge. Sie sind fast überall 24/7 erreichbar.

Präventive Ansätze

- Regelmäßige verpflichtende Fortbildungen über das Bild der akuten Belastungsreaktion und PTBS sowie über mögliche Hilfen
- Teaminterne Veröffentlichung von Hilfsangeboten, wie z. B. Telefonnummern der professionellen Notfallnachsorge, inkl. Angabe von Kontaktmöglichkeiten
- Vertreter der Ansprechpartner von der Notfallnachsorge stellen sich persönlich beim Team der ZNA vor und berichten über ihre Arbeit.

Eine weitere Möglichkeit ist es, einige Mitarbeiter der ZNA zu ersten Ansprechpartnern nach potentiell belastenden Ereignissen fortzubilden. Diese können (auch vertraulich) erste Maßnahmen einleiten und ermöglichen, dass die Hilfe aus dem eigenen Team heraus entsteht. Falls notwendig, stellen diese speziell geschulten Mitarbeiter einen Kontakt zu weiteren professionellen Hilfen her. Dieses System hat einige Vorteile:

- Stärkung des Teamzusammenhaltes durch das aufeinander Achten
- Niedrige Hemmschwelle, da der Kollege bereits bekannt ist
- Ansprechpartner vor Ort, auch während der Arbeit einfach ansprechbar
- Aktivierung des Hilfesystems durch Betroffene selbst oder aus dem Kollegenkreis heraus

## 9.5 Resilienz

Insbesondere als junges oder neues Mitglied im Team der ZNA werden viele Situationen als Belastung erlebt. Meist wird versucht, sich in der Reaktion auf dieses Ereignis an die Kollegen anzupassen, die nicht selten so wirken, als ob sie reaktions- oder emotionslos ihren Alltag fortführen. Resilienz ist etwas, was man auf den ersten Blick nicht sieht, worüber auch häufig nicht groß gesprochen wird, aber für alle in der ZNA von großer Bedeutung ist. Als Resilienz wird die innere Widerstandskraft beschrieben, die jemand aufbringt, um Ausnahmesituationen zu bewältigen. Sie dient der Aufrechterhaltung oder Wiedererlangung der psychischen Gesundheit. Damit die Resilienz wirksam werden kann, sind drei Komponenten der Kohärenz erforderlich (Antonovsky 1997):

1. Gefühl der Verstehbarkeit: (Unbekannte) Reize können als geordnete, konsistente und strukturierte Information verarbeitet werden.
   a) z. B.: Plötzliche Reizbarkeit wird als Reaktion auf ein belastendes Ereignis verstanden.
2. Gefühl der Handhabbarkeit: Die Überzeugung, dass Schwierigkeiten lösbar sind
   a) z. B.: Diese Reizbarkeit kann durch Anwendung von Copingstrategien verschwinden.
3. Gefühl der Sinnhaftigkeit und Bedeutsamkeit: Das Leben wird als emotional sinnvoll empfunden; Probleme und Anforderungen sind es wert, gelöst zu werden.
   a) z. B.: Für das Familienleben ist es wert, dass die Reizbarkeit aktiv überwunden wird.

Pflegekräfte in ZNAs haben, wie alle Berufsgruppen, die häufig mit belastenden Ereignissen konfrontiert werden, schon ein recht hohes Maß an unbewusster Resilienz. Das Bewusstsein über Stressbewältigungsstrategien und Funktionsweise der Resilienz ermöglicht es, noch aktiver in den Prozess eingreifen zu können. Dabei gilt die Grundannahme, dass nicht das Ereignis selbst der Auslöser für Stress ist, sondern die folgenden kognitiven und subjektiven Bewertungsprozesse. Neben der Einordnung des Ereignisses als Herausforderung (Eustress), Bedrohung oder bereits erlebter Schaden werden die eigenen Kompetenzen und Bewältigungsmöglichkeiten bewertet, um zum Abschluss eine Neubewertung des primären Ereignisses vorzunehmen. Manchmal reicht dieser Bewertungsprozess schon aus, damit ein Ereignis als nicht belastend eingeordnet wird. Wird eine Situation jedoch als Bedrohung oder schon erlebter Schaden eingeordnet, greifen die Elemente der Resilienz:

Merke

**Elemente der Resilienzförderung**

Akzeptanz

- Annehmung dessen, was sich nicht ändern lässt, und Fokussierung auf die Dinge, die sich ändern lassen

Optimismus

- Positive Ergebniserwartung als Grundhaltung

Selbstwirksamkeit

- Ergebniserwartung: Zusammenhang zwischen Handlung und Ergebnis erkennen
- Kompetenzerwartung: innere Überzeugung, über Fähigkeiten zu verfügen, die zum gewünschten Ergebnis führen (vgl. Bandura 2001)

Soziale Netzwerke

- Zugriff auf ein funktionierendes soziales Netzwerk

Lösungsorientierung

- Aktive Entwicklung von Lösungsstrategien zum Coping, z. B. Sport, Entspannungsübungen
- Fokussierung auf Fortschritte

Positive Emotionen

- Regelmäßiges Erleben positiver Emotionen schafft Reserve, welche in Krisensituationen als Puffer wirkt

Emotionsregulation

- Hinterfragung der Gedanken und Gefühle, die aus Ereignissen entstehen: Welche Überzeugungen oder Werte stecken dahinter? (vgl. Ellis 1991)

Diese Elemente der Resilienz lassen sich trainieren und ausbauen, bevor es zu belastenden Ereignissen kommt. Sie stellen den »Schutzpanzer« von Pflegekräften dar. Zur Überprüfung der eigenen Resilienz eignen sich folgende Fragen:

- Schreibe ich persönlichen Erfolg dem Zufall oder den eigenen Fähigkeiten zu?
- Schreibe ich Misserfolg einer ungenügenden Anstrengung/widrigen Umständen oder den eigenen schwachen Fähigkeiten zu?
- Konzentriere ich mich bei schwierigen Aufgaben auf die Aufgabenstellung oder auf die eigenen negativen Attributionen?

Die aktive Auseinandersetzung mit der persönlichen Resilienz sollte von jedem Mitarbeiter als mindestens genauso wichtig angesehen werden, wie die Versorgung eines kritisch kranken Patienten. Sie ist Teil des Eigenschutzes!

Merke

## Literatur

Antonovsky A (1997) Salutogenese – Zur Entmystifizierung der Gesundheit. Tübingen: Dgvt-Verlag

Bandura A (2001) Social Cognitive Theory: An Agentic Perspective, Annual Review of Psychology, 52(1), S. 1–26

Ellis A (1991) The revised ABC's of rational-emotive therapy (RET), Journal of Rational-Emotive and Cognitive-Behavior Therapy, 9(3), S. 139–172

Sweberg T, Sen A, Mullan P et al. (2018) Description of hot debriefings after in-hospital cardiac arrests in an international pediatric quality improvement collaborative, Resuscitation, 128, S. 181–187

Teegen F, Müller J (2000) Traumaexposition und posttraumatische Belastungsstörung bei Pflegekräften auf Intensivstationen, Psychotherapie Psychosomatik medizinische Psychologie, 50(9/10), S. 384–390

# 10 Fallbeispiele

*Maria Brauchle, Rolf Dubb, Georg Johannes Roth und Katharina Schmid*

Die Fallbeispiele sind aufgrund langjähriger Erfahrung der Autoren fiktiv beschriebene Fälle, die keinen realen Bezug zu konkreten Situationen und Personen haben, sich allerdings so zugetragen haben könnten.
Die Fallbeispiele sind als Empfehlungen für mögliche Handlungsoptionen zu verstehen und können eine Hilfestellung in besonderen Situationen sein. Selbstverständlich muss jeder reale Fall individuell auf die konkrete Situation angepasst, bewertet und entschieden werden.

### Fallbeispiel 1

*Geschehen, das zur Aufnahme in der Notaufnahme führte:* Ein 12-jähriger Junge wurde von dessen Mutter, welche das Auto rückwärts in die Garage fuhr, zwischen Garagenwand und Auto eingeklemmt. Die Mutter gab an, das Kind im Rückspiegel nicht gesehen zu haben. Die Mutter hatte den Rettungsdienst gerufen, der Notarzt und das Rettungsdienstteam hatten den Jungen notfallmedizinisch versorgt.

*Umstände der Vorstellung in der Notaufnahme:* Das Kind war daraufhin kreislaufstabil wach und ansprechbar in der Notaufnahme vorgestellt worden. Der Mutter war angeraten worden, mit dem eigenen PKW in die Klinik zu fahren. Der Notarzt hatte der Mutter erklärt, dass sie nicht im RTW mitfahren könne. Die Mutter hatte angegeben, dass sie zunächst die zwei weiteren Kinder – 11 und 16 Jahre alt – zu den Großeltern bringen müsse. Die Mutter gab an, sich von ihrem Ehemann getrennt zu haben und nun die Kinder allein zu versorgen.

*Diagnose:* Beckenprellung

*Zu begleitende Angehörige im Wartebereich:* Nach Ankunft der Mutter in der Klinik wird sie in das Behandlungszimmer zu ihrem verletzten Kind gebeten. Während der weiteren Versorgung des kleinen Patienten meldet sich die Großmutter des Patienten, sie ist mit ihren zwei Enkelkindern, den Geschwistern des kleinen Patienten, in die Klinik gekommen. Alle drei Personen warten nun im Wartebereich auf weitere Informationen.

*Wichtige Aspekte der Begleitung:* In diesem Fall sollten die Schuldgefühle der Kindsmutter reguliert werden. Es ist wichtig, ihr zu erklären, dass »Schuld« im juristischen Sinn von der Polizei geklärt wird. Priorität hat hier die Anwesenheit der Mutter bei ihrem verletzten Kind. Die Großmutter sollte man bitten, dass diese die beiden Geschwisterkinder in der Situation begleitet. Sobald sich die Lage entspannt, ist eine Familienzusammenführung in der ZNA zielführend. Anschließend kann die Großmutter mit den beiden anderen Kindern die ZNA wieder verlassen.

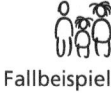
Fallbeispiel

### Fallbeispiel 2

*Geschehen, das zur Aufnahme in der Notaufnahme führte:* Eine 80-jährige Frau wurde durch den Notarzt unter Reanimationsbedingungen in der Notaufnahme vorgestellt. Nach Angaben des Ehemannes war die Frau bisher gesund gewesen. Der Ehemann gibt an, dass die Patientin am Vortag eine Beinumfangsvermehrung links festgestellt habe. Heute nun habe die Patientin unter plötzlich aufgetretenen Thoraxschmerzen gelitten, zeitgleich habe sie unter einer massiven Atemnot gelitten. Nach kurzer Zeit sei die Patientin dann bewusstlos geworden. Der Ehemann hatte daraufhin den Rettungsdienst gerufen. Unter der Verdachtsdiagnose des Vorliegens einer fulminanten Lungenembolie war die Patientin reanimiert worden, der Notarzt hatte sich zur Durchführung einer Lysetherapie entschieden.

*Umstände der Vorstellung in der Notaufnahme:* Die Patientin wurde unter Reanimationsbedingungen in der Notaufnahme vorstellt. Sie wurde beatmet, eine mechanische Reanimationshilfe wurde verwendet. Der Ehemann der Patientin wurde mit dem RTW in die Klinik gefahren.

*Diagnose:* Herz-Kreislauf-Stillstand bei V. a. fulminanter Lungenembolie

*Zu begleitende Angehörige im Wartebereich:* In der Klinik angekommen, wurde der Ehemann gebeten, im Wartebereich Platz zu nehmen. Nach ca. 30 Minuten kam auch die Tochter des Ehepaares in den Wartebereich der Notaufnahme. Sie war von ihrem Vater telefonisch über die vorliegende Situation informiert worden.

*Wichtige Aspekte der Begleitung:* Primär im Fokus steht in dieser Notsituation der Lebenserhalt der Patientin, der personalintensiv ist. Sekundär bietet es sich an, sobald sich ein Zeitfenster ergibt, die Familie zu informieren. In diesem Fall kann es, aufgrund des fortgeschrittenen Alters der Patientin, wichtig sein, die Familie über einen mutmaßlichen Patientenwillen zu befragen. Wichtig wäre hierbei, ein geeignetes Setting zu wählen, um diese Fragestellungen in einem abgeschirmten Bereich/ Raum zu besprechen. Sollte sich die Situation als frustran darstellen, könnte AACPR (Angehörigenanwesenheit bei CPR) eine sinnstiftende Möglichkeit darstellen. Dieses Konzept sieht vor, dass Angehörige sich während Reanimation- und Notfallmaßnahmen in unmittelbarer Nähe zu den Patienten befinden und die Reanimation z. B. begleitet miterleben.

Sollte die Reanimation frustran verlaufen, sollte eine würdige, erste Verabschiedung möglich gemacht werden. Ziehen Sie, wenn möglich bzw. nötig, einen Seelsorger hinzu.

**Fallbeispiel 3**

*Geschehen, das zur Aufnahme in der Notaufnahme führte:* In der Nähe der Klinik hatte sich ein Auffahrunfall ereignet. Eine 70 Jahre alte Frau war als angeschnallte Fahrerin eines PKWs mit einer Geschwindigkeit von 30 km/h in einen parkenden PKW gefahren. Die Frau war selbstständig aus dem Auto ausgestiegen. Die Frau berichtete einem Passanten, der das Geschehen beobachtet hatte, dass sie sich eigentlich wohl fühlen würde. Sie habe lediglich Schmerzen im Bereich der Halswirbelsäule.

*Umstände der Vorstellung in der Notaufnahme:* Der Passant bot der Fahrerin des PKWs an, sie in die nahe gelegene Klinik zu bringen. Damit war die Frau einverstanden.

*Diagnose:* Distorsion der Halswirbelsäule

*Zu begleitende Personen im Wartebereich:* Als die Patientin in der Notaufnahme behandelt wird, wird dem Pflegepersonal berichtet, dass der Sohn der Patientin im Wartebereich eingetroffen sei. Im Wartebereich der Notaufnahme trifft der Sohn der Patientin nun den Passanten, der die Frau in die Klinik gebracht hatte. Kurze Zeit später trifft auch der Halter des parkenden PKWs zusammen mit der Polizei, die von dem Passanten informiert worden war, im Wartebereich der Notaufnahme ein.

*Wichtige Aspekte in der Begleitung:* Vorrang hat, auch bei Polizeianwesenheit, immer die Versorgung der Patienten. Achten Sie auf ein geeignetes Setting und vermeiden Sie Flurgespräche. Bitten Sie den Passanten darum, für eventuelle Auskünfte an die Polizei noch hierzubleiben. In diesem Fall ist besonders die Wahrung des Datenschutzes zu beachten. Ebenso hilfreich könnte eine rasche Klärung der unterschiedlichen anwesenden Personen sein und wie sie zueinander stehen.

**Fallbeispiel 4**

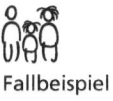
Fallbeispiel

*Geschehen, das zur Aufnahme in der Notaufnahme führte:* Ein 11-jähriger gesunder Junge war im Sportunterricht mit dem linken OSG umgeknickt. Der Junge gab nach dem Trauma an, das linke Bein nicht mehr belasten zu können. Die Sportlehrerin untersuchte den Jungen und fand außer einer Hämatomschwellung im Bereich des linken OSG keine weiteren Verletzungszeichen. Das linke OSG war schmerzbedingt nicht mehr beweglich. Die Sportlehrerin entschloss sich, den Rettungsdienst zu verständigen.

*Umstände der Vorstellung in der Notaufnahme:* Der Junge war durch das eintreffende Rettungsdienstteam untersucht worden. Schlussendlich wurde nur die Verletzung im Bereich des linken OSG diagnostiziert. Es war durch das Rettungsdienstteam geschient worden, lokal wurde das linke OSG gekühlt.

*Diagnose:* Außenknöchelfraktur links

*Zu begleitende Personen im Wartebereich:* Als der junge Patient in der Notaufnahme betreut wird, trifft die Mutter in der Notaufnahme ein. Sie war von der Sportlehrerin informiert worden und nun mit dem eigenen PKW in die Klinik gekommen. Auch die Sportlehrerin kommt, nach dem Ende des Sportunterrichtes der Klasse, in den Wartebereich der Klinik.

*Wichtige Aspekte in der Begleitung:* Fördern Sie den Austausch zwischen der Lehrerin und der Mutter bezüglich des Unfallherganges. Der Mutter sollte so früh wie möglich der Kontakt zum verletzten Kind ermöglicht werden. In diesem Fall hat die Lehrerin einen erhöhten Informationsbedarf aufgrund ihrer Verantwortung als Lehrperson.

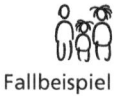
Fallbeispiel

### Fallbeispiel 5

*Geschehen, das zur Aufnahme in der Notaufnahme führte:* Ein 16 Jahre altes Mädchen stellt sich gemeinsam mit ihrem 20 Jahre alten Freund in der Notaufnahme vor, nachdem sie seit einer Stunde unter Schmerzen im Unterbauch, rechts mehr ausgeprägt als links, litt. Die Patientin berichtet, dass sie nicht unter Übelkeit oder Erbrechen gelitten habe, keine Diarrhoe. Auf Nachfragen gibt die Patientin an, dass ihre Regelblutung seit ein paar Wochen überfällig sei.

*Umstände der Vorstellung in der Notaufnahme:* Nachdem die Patientin während eines Aufenthalts in der Wohnung des Freundes unter stärker werdenden Schmerzen im Unterbauch gelitten hatte, hatte der Freund seine Freundin in der Notaufnahme der Klinik vorgestellt. Schon im Rahmen der administrativen Aufnahme hatte die Patientin berichtet, dass ihre Eltern ihr verboten hätten, sich weiterhin mit dem 20-jährigen Freund zu treffen.

*Diagnose:* Extrauteringravidität

*Zu begleitende Personen im Wartebereich:* Während die Patientin durch den diensthabenden Gynäkologen untersucht wird, wird der Freund gebeten, im Wartebereich Platz zu nehmen. Unterdessen treffen auch die Eltern der Patientin in der Klinik ein. Auch sie werden gebeten, im Wartebereich der Notaufnahme Platz zu nehmen.

*Wichtige Aspekte in der Begleitung:* Eine extrauterine Schwangerschaft stellt einen akuten Notfall dar. Deshalb ist primär der Fokus auf die Versorgung der Patientin zu legen. Dennoch ist ein besonders achtsames und empathisches Vorgehen des Personals zu empfehlen. In diesem Fall ist es ratsam, alle Beteiligten im Behandlungszimmer zu versammeln und nach Rücksprache mit der Patientin die Sachlage transparent offenzulegen. Um eine eventuelle Eskalation zwischen Eltern und Freund der Patientin zu vermeiden, kann die Dringlichkeit der Behandlung als positiver Vorwand eingeschoben werden. In diesem speziellen Fall sei erwähnt, dass das Personal einer ZNA nicht dazu da ist, solche innerfamiliären Konflikte zu lösen. Hier kann an weiterführende Stellen (z. B. Sozialberatung) verwiesen werden.

**Fallbeispiel 6**

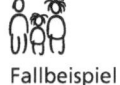
Fallbeispiel

*Geschehen, das zur Aufnahme in der Notaufnahme führte:* Ein 55 Jahre alter Mann wird, nachdem er zuhause unter plötzlich aufgetretenen retrosternalen Schmerzen mit Ausstrahlung in den linken Arm gelitten hat, durch den hinzugerufenen Notarzt in der Notaufnahme vorgestellt. Der Patient berichtet, dass sein Vater im Alter von 60 Jahren an einem Herzinfarkt gestorben sei.

*Umstände der Vorstellung in der Notaufnahme:* Der Patient war zum Zeitpunkt des Auftretens der Beschwerden alleine zuhause, seine Frau war gerade beim Einkaufen. Gerade als der Patient, nach medizinischer Versorgung durch den Notarzt, in den RTW gebracht wird, kommt die Ehefrau nach Hause. Sie ist sehr besorgt und fährt mit dem RTW mit in die Klinik.

*Diagnose:* Myokardinfarkt

*Zu begleitende Angehörige im Wartebereich:* Die Ehefrau wird gebeten, während der Versorgung des Patienten im Wartebereich Platz zu nehmen. Gerade als die Ehefrau von einer Schwesternschülerin Richtung Wartebereich gebracht wird, muss der Patient bei nun auftretendem Kammerflimmern reanimiert werden. Dies bleibt der Ehefrau nicht verborgen.

*Besondere Aspekte in der Begleitung:* Primär ist hier die Patientenversorgung vorrangig. Bei akuten kardiologischen Notfällen ist es ratsam, den Angehörigen mitzuteilen, dass sich auch eine vorerst stabile Situation binnen Sekunden zu einer lebensbedrohlichen mit unklarem Ausgang entwickeln kann. Diese Information ist wichtig und schützt das Personal vor einem persönlichen Konflikt. Stellen Sie sicher, dass die Ehefrau nicht alleine gelassen wird. Sollte niemand vom Personal der ZNA verfügbar sein, ziehen Sie, wenn möglich, einen Seelsorger o. Ä. hinzu. Fragen Sie aktiv nach Kontakten der Ehefrau (Freunde oder Familienangehörige), die in der Klinik unterstützen können. Bieten Sie auch an, diese anzurufen, sollte die Ehefrau nicht dazu in der Lage sein. Regelmäßiger, transparenter Informationsfluss ist wünschenswert, aufgrund der akuten

Situation aber nicht immer machbar. Im Fall von längeren Reanimationsmaßnahmen mit ungewissem Ausgang könnte der Ehefrau AACPR angeboten werden. Wichtig wäre auch ein abgeschirmter Wartebereich für die Ehefrau.

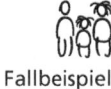
Fallbeispiel

**Fallbeispiel 7**

*Geschehen, das zur Aufnahme in der Notaufnahme führte:* Ein 87-jähriger Mann, welcher bisher im Pflegeheim betreut wird, wird vom Hausarzt in die Klinik eingewiesen, nachdem er im Pflegeheim nicht mehr getrunken und gegessen hatte. Mit V. a. Vorliegen einer Exsikkose wird der Patient via KTW in die Notaufnahme gebracht. Die Pflegekräfte des Pflegeheimes informierten den Sohn und die Tochter des Patienten. Beide geben an, sofort in die Klinik kommen zu wollen.

*Umstände der Vorstellung in der Notaufnahme:* Der Patient wird durch das Personal des KTWs in der Notaufnahme vorgestellt. Da gerade sehr viele Patienten in der Notaufnahme sind, wird der Patient in einen separaten Wartebereich für weniger schwer erkrankte Menschen gebracht. Dort muss der Patient nach Blutentnahme ca. drei Stunden warten, zwischenzeitlich erhält er eine Infusionstherapie. Nach der dreistündigen Wartezeit wird der Patient kurz vom Arzt untersucht. Weder in der klinischen Untersuchung des Patienten noch in den bestimmten Laborwerten konnten pathologische Befunde erhoben werden, sodass der Patient zurück in das Pflegeheim verlegt wird.

*Diagnose:* Exsikkose

*Zu begleitende Angehörige im Wartebereich:* Die im Wartebereich wartenden Kinder des Patienten, welche zwischenzeitlich mit dem privaten PKW in die Klinik gekommen waren, werden vergessen. Erst auf deren Nachfrage erfahren sie, dass ihr Vater bereits ins Pflegeheim zurückverlegt worden war.

*Besondere Aspekte in der Begleitung:* Hier ist Ehrlichkeit das oberste Gebot! In diesem Fall kann den Angehörigen durchaus gesagt werden, dass es vermutlich aufgrund von erhöhtem Patientenaufkommen und fehlendem Informationsfluss aus dem Pflegeheim dazu kam, dass die Angehörigen »vergessen« wurden. Vermeiden Sie jedoch unbedingt Schuldzuweisungen. Eine ernstgemeinte Entschuldigung wäre angebracht – außerdem vielleicht der Hinweis, dass man sich selbst auch gerne früher melden kann. Im Rahmen der Patienten- und Angehörigenedukation ist es ratsam hervorzuheben, dass Exsikkosen in der Langzeitpflege immer wieder vorkommen können und dass das Vorgehen bei einer erneuten Exsikkose, auch im Rahmen einer Patientenverfügung/des mutmaßlichen Patientenwillens, dringend mit dem Heim besprochen werden muss.

## Fallbeispiel 8

*Geschehen, das zur Aufnahme in der Notaufnahme führte:* Ein 67-jähriger Patient mit bekannter COPD wird bei Infektexacerbation mit massiver Atemnot durch den Notarzt in die Klinik gebracht. Zunächst hatte der Notarzt eine Inhalationstherapie durchgeführt. Die Atemnot des Patienten war daraufhin ein wenig besser geworden. Die Ehefrau des Patienten bat den Notarzt darum, mit dem RTW in die Klinik fahren zu dürfen.

*Umstände der Vorstellung in der Notaufnahme:* Nachdem der Patient in der Notaufnahme von der Rettungsdienstliege auf die Liege der Notaufnahme umgelagert wurde, dies im Beisein der Ehefrau, kam es erneut zur Ausbildung einer starken Dyspnoe, die Durchführung einer nichtinvasiven Beatmung wurde notwendig. Der Patient wurde nach Beginn der nichtinvasiven Beatmung auf die Intensivstation gebracht. Die zunächst im Behandlungszimmer anwesende Ehefrau wurde gebeten, während der Verlegung des Patienten von der Notaufnahme auf die Intensivstation im Wartebereich der Notaufnahme zu bleiben.

*Diagnose:* Exacerbierte COPD

*Zu begleitende Angehörige im Wartebereich:* Die im Wartebereich wartende Ehefrau rief völlig verzweifelt ihren Sohn an, dieser hatte sich sofort auf den Weg in den Wartebereich der Notaufnahme gemacht. Als der Sohn ankam, fand er seine Mutter mit einer Hyperventilationstetanie im Wartebereich der Notaufnahme sitzend vor. Der Sohn alarmierte das Personal der ZNA. Schlussendlich wurde auch die Ehefrau des Patienten stationär aufgenommen.

*Wichtige Aspekte der Begleitung:* Primär steht hier die Versorgung der Patienten im Vordergrund. Ebenso muss der Sohn zeitnah über den Gesundheitszustand beider Elternteile aufgeklärt werden. Die Hyperventilation der Ehefrau und Mutter deutet auf eine akute Belastungsreaktion hin. Nach Beruhigung der Hyperventilationssituation soll der Sohn in einem separaten Behandlungszimmer bei der Mutter bleiben. Wenn es der Gesundheitszustand des Ehemanns zulässt, wird er kurz über die Situation unterrichtet. Informieren Sie das Intensivpersonal über die Anwesenheit der Angehörigen, fragen Sie nach, wann diese auf die Station kommen dürfen.

## Fallbeispiel 9

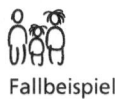

*Geschehen, das zur Aufnahme in der Notaufnahme führte:* Ein Waldarbeiter wurde durch seinen Kollegen in der Notaufnahme vorgestellt, nachdem er sich im Rahmen von Baumfällarbeiten mit der Motorsäge im Bereich des rechten Unterschenkels verletzt hatte. Der Patient war wach und ansprechbar. Es war eine oberflächliche Verletzung im Bereich des rechten Unterschenkels vorhanden, die Wunde zeigte eine starke Blutung.

*Umstände der Vorstellung in der Notaufnahme:* Während Baumfällarbeiten hatten die Kollegen kurz kontrovers diskutiert, kurz danach hatte sich der Patient eine Schnittverletzung im Bereich des rechten Unterschenkels zugezogen. Der Patient erklärte seinem Kollegen, dass die Wunde so stark bluten würde, weil er Marcumar® einnimmt. Der Kollege des Patienten legte einen Druckverband im Bereich des rechten Unterschenkels an und brachte den Patienten mit dem Betriebsauto in die Notaufnahme der nahegelegenen Klinik. Die Benachrichtigung eines Rettungsdienstes war zunächst nicht möglich gewesen, da im Wald, in welchem gearbeitet wurde, kein Handyempfang vorhanden war. Der Patient war bei der Vorstellung in der Klinik kreislaufstabil.

*Diagnose:* Schnittverletzung Unterschenkel rechts

*Zu begleitende Personen im Wartebereich:* Der Kollege des Patienten wurde gebeten, im Wartebereich zu warten, damit der verletzte Patient nach der Wundversorgung nach Hause gebracht werden kann. Im Wartebereich informierte der Arbeitskollege den gemeinsamen Chef, auch dieser kam umgehend in die Notaufnahme. Der Kollege des Patienten machte sich schwere Vorwürfe, da er vor dem Unfall eine Auseinandersetzung mit dem Patienten hatte. Weiterhin war der Kollege durch die stark blutende Wunde sehr beunruhigt.

*Wichtige Aspekte der Begleitung:* Regulieren Sie die Schuldgefühle des Kollegen! Unfälle passieren leider immer wieder, fragen Sie gezielt nach, was er aus seiner Sicht denn gut gemacht hat. Loben Sie vor allem sein schnelles Handeln, z. B. das Anlegen eines Druckverbandes und den Transport in die Klinik. Heben Sie besonders hervor, dass er trotz der akuten Situation besonnen reagiert hat! Beim Eintreffen des gemeinsamen Vorgesetzten der beiden Arbeiter können Sie eine moderierende Rolle einnehmen und eine kurze Situationsbeschreibung der aktuellen Lage beisteuern. Wie immer steht die schnelle Versorgung des Patienten im Fokus, vor allem bei einer stark blutenden Wunde. Ein rasches und umsichtiges Agieren kann auch zur Beruhigung des Patienten beitragen – verbal und nonverbal.

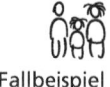
Fallbeispiel

### Fallbeispiel 10

*Geschehen, das zur Aufnahme in der Notaufnahme führte:* Eine 73 Jahre alte Frau wird von ihrem Sohn in die Notaufnahme gebracht, nachdem die Frau zuhause unter Hustenanfällen, Fieber und einer zunehmenden Atemnot gelitten hatte.

*Umstände der Vorstellung in der Notaufnahme:* Der Sohn brachte die Mutter in die Notaufnahme. Er erklärt der zuständigen Pflegekraft, dass er ein pflegerischer Kollege sei, der momentan jedoch Urlaub habe und zu Besuch bei seiner Mutter ist. Der Sohn der Patientin wollte während der

Behandlung seiner Mutter zunächst im Wartebereich warten. Im Rahmen der Diagnostik, welche in der Notaufnahme durchgeführt wurde, konnte im Thorax-Röntgen eine Pneumonie rechts diagnostiziert werden. In der ergänzend durchgeführten CT-Untersuchung konnte als Ursache der Pneumonie ein zentral liegender Tumor nachgewiesen werden.

*Diagnose:* V. a. zentral liegendes Bronchialkarzinom, Ausbildung einer Pneumonie

*Zu begleitende Angehörige im Wartebereich:* Der Sohn erklärte der zuständigen Pflegekraft, bevor er sich in den Wartebereich begab, dass er ein Einzelkind sei und dass sein Vater vor einem Jahr aufgrund eines metastasierenden Pankreaskarzinomes gestorben ist.

*Wichtige Aspekte der Begleitung:* Nutzen Sie die Kompetenz des Sohnes! Vergessen Sie dabei aber nicht, dass eine emotionale Betroffenheit im Vordergrund steht. Bitten Sie den Sohn, nach Rücksprache mit der Patientin, in das Behandlungszimmer. Im Vorhinein wird der Sohn über die Situation sachlich und fachlich informiert. Nehmen Sie sich für dieses Gespräch Zeit und agieren Sie mit den Methoden des aktiven Zuhörens. Eine verständnisvolle, achtsame und ruhige Sprache unterstützt Sie in dem Vorhaben, den Sohn als wertvolle Ressource im weiteren Verlauf mit einzubinden.

## Fallbeispiel 11

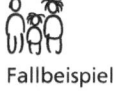
Fallbeispiel

*Geschehen, das zur Aufnahme in der Notaufnahme führte:* Eine 20-jährige Patientin mit Migrationshintergrund wird durch den Rettungsdienst in der ZNA vorgestellt, nachdem sie zuhause im Rahmen eines Familienstreites hyperventiliert hatte. Die Sanitäter konnten die Patientin bereits beruhigen, sodass sie ohne Durchführung einer medikamentösen Therapie in die ZNA kam.

*Umstände der Vorstellung in der Notaufnahme:* Die Patientin hatte den Rettungsdienstmitarbeitern erzählt, dass ihre Familie von ihr verlangt hatte, einen Mann, den sich nicht kannte und der momentan noch im Ausland lebte, heiraten zu müssen. Die Patientin hatte sich geweigert. Daraufhin war es zu einem heftigen familiären Streit gekommen.

*Diagnose:* Hyperventilation

*Zu begleitende Angehörige im Wartebereich:* Während die Patientin in der Notaufnahme betreut wird, trifft langsam die gesamte Familie der Patientin (Vater, Mutter und drei Brüder) im Wartebereich der Notaufnahme ein. Dort kommt es zu lautstarken Auseinandersetzungen zwischen den Familienmitgliedern, diese erfolgen nicht in deutscher Sprache. Alle anderen Angehörigen, die sich ebenfalls im Wartebereich befinden, werden zunehmend unruhig und beklagen sich beim Pflegepersonal über diese Vorkommnisse.

*Wichtige Aspekte der Begleitung:* Primär ist hervorzuheben, dass das Personal der ZNA nicht das Grundproblem lösen kann. Vielleicht muss man in diesem Fall daran denken, sofort die Polizei einzuschalten, um die Sicherheit des Personals und der Patientin zu gewährleisten. Wichtig ist, die Angehörigen zu bitten, sich entsprechend eines Krankenhauses zu verhalten. Seien Sie in diesem Fall sehr bestimmt im Auftreten, ziehen Sie, wenn möglich, erfahrene, männliche Kollegen hinzu. Entzerren Sie die Situation, indem sie alle Angehörigen der Patientin bitten, sich aus dem allgemeinen Wartebereich zurückzuziehen. Sollten Sie das Gefühl haben, dass die Situation eskalieren könnte, verständigen Sie lieber zu früh als zu spät den Sicherheitsdienst/die Polizei.

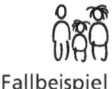
Fallbeispiel

### Fallbeispiel 12

*Geschehen, das zur Aufnahme in der Notaufnahme führte:* Ein 79 Jahre alter Mann wird durch den Sohn in der Notaufnahme vorgestellt. Der Sohn des Patienten (50 Jahre alt) berichtet, dass sein Vater zuhause nichts mehr essen und trinken würde. Bei zunehmender Verschlechterung des Allgemeinzustandes hatte sich der Sohn des Patienten dazu entschlossen, seinen Vater in die Notaufnahme zu bringen.

*Umstände der Vorstellung in der Notaufnahme:* Der Sohn des Patienten berichtet, dass bei seinem Vater vor einem Jahr eine Demenz diagnostiziert worden sei. Der Vater sei bisher zuhause gut zu versorgen gewesen. Seit nunmehr einem Tag sei der Vater zuhause zunehmend verwirrt gewesen und habe die Nahrungs- und die Flüssigkeitsaufnahme verweigert. Außerdem sei der Vater sehr aggressiv geworden. Der Sohn berichtet weiterhin, dass der Vater am Vortag Fieber gehabt habe.

*Diagnose:* Delir im Rahmen eines Infektes, vorbestehende Demenz

*Zu begleitende Angehörige im Wartebereich:* Der Sohn wird gebeten, während der Behandlung seines Vaters im Wartebereich Platz zu nehmen. Bevor der Sohn sich dorthin begibt, erzählt er der zuständigen Pflegekraft, dass er nun kurz nach Hause gehen würde, um nach seiner Mutter sehen zu können. Der Sohn erzählt, dass seine 79 Jahre alte Mutter ihren an Demenz erkrankten Mann seit vier Jahren pflegt, sie sei nun jedoch am Ende ihrer Kräfte angekommen. Kurze Zeit später kommt der Sohn mit seiner Mutter in die Klinik. Beide warten im Wartebereich der Notaufnahme, die Ehefrau des Patienten hatte darauf bestanden, auch in der Klinik warten zu wollen, um nach ihrem Mann sehen zu können.

*Wichtige Aspekte der Begleitung:* In diesem Fall ist die Fach- und Beratungskompetenz des ZNA-Personals gefragt. Zeigen Sie vor allem Verständnis für die Erschöpfung der Ehefrau. Unter Umständen muss an eine kurzfristige Entlastungsaufnahme gedacht werden, um weitere Schritte (Heimplatz oder Kurzzeitpflege) zu organisieren. Eventuell ist es ratsam, mit dem Sohn alleine zu sprechen und ihm die Gesamtsituation aus fachlicher Sicht zu spiegeln. Es könnte sein, dass die momentane Eskalationsstufe innerhalb des familiären Systems eine sofortige Neuausrichtung der Versorgung fordert. Hierzu sollte innerhalb der Klinik die Sozialberatung oder Pflegeüberleitung hinzugezogen werden.

**Fallbeispiel 13**

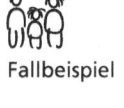
Fallbeispiel

*Geschehen, das zur Aufnahme in der Notaufnahme führte:* Ein 73-jähriger Mann wird vom Hausarzt in die Notaufnahme geschickt, nachdem im Rahmen eines Hausbesuches eine infizierte Wunde im Bereich des linken Unterschenkels diagnostiziert worden war. Der Patient wurde durch einen KTW, welcher vom Hausarzt bestellt wurde, vom Pflegeheim in die Notaufnahme gebracht. Das Pflegepersonal des Heimes berichtet, dass bei dem Patienten eine MRSA-Besiedelung des Nasenraumes vorhanden sei.

*Umstände der Vorstellung in der Notaufnahme:* Der Patient wird kreislaufstabil mit entsprechenden hygienischen Vorsichtsmaßnahmen in der Notaufnahme vorgestellt. Die Tochter des Patienten wird vom Personal des Pflegeheimes informiert. Sie gibt an, sofort mit dem privaten PKW in die Klinik kommen zu wollen. In der Klinik beobachtet die Tochter des Patienten, dass ihr Vater nur von Menschen mit Schutzkleidung behandelt wird.

*Diagnose:* Phlegmone Unterschenkel links, MRSA-Besiedelung des Mund-Nasen-Raumes

*Zu begleitende Angehörige im Wartebereich:* Die Tochter des Patienten wird zunächst gebeten, im Wartezimmer Platz zu nehmen. Sie ist sehr beunruhigt, als sie sieht, wie ihr Vater nur von Personal in Schutzkleidung behandelt wird. Die Tochter berichtet, dass sie sich sehr große Sorgen mache, weil ihre Tochter ein vier Monate altes Kind zuhause hat. Die Tochter des Patienten gibt an, am Vortag ihren Vater im Pflegeheim besucht zu haben und gleich anschließend ihr Enkelkind gesehen zu haben, und dies ohne jegliche Schutzkleidung.

*Wichtige Aspekte der Begleitung:* Aufklärung schafft Sicherheit! Sobald sich die Gelegenheit dazu ergibt, sprechen Sie unbedingt offen und ehrlich mit der Tochter. Beruhigen Sie sie und sagen Sie ihr, dass eine Ansteckung mit MRSA auf das Kind äußerst unwahrscheinlich ist. Erklären Sie ihr die Hygienemaßnahmen in einfachen Worten.

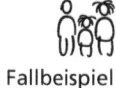
Fallbeispiel

### Fallbeispiel 14

*Geschehen, das zur Aufnahme in der Notaufnahme führte:* Durch den Rettungsdienst wird ein polytraumatisiertes Kind in den Schockraum gebracht. Das Kind war von einem PKW überrollt worden. Es hatte nach Aussage von Augenzeugen die Straße überqueren wollen und ist dabei von einem PKW erfasst worden.

*Umstände der Vorstellung in der Notaufnahme:* Bei Vorliegen eines Schädel-Hirn-Traumas mit Vorhandensein eines GCS von 7 war das Kind am Unfallort intubiert worden. Durch den Notarzt war bei V. a. Vorliegen eines Pneumothorax links eine Thoraxdrainage gelegt worden. Vom Notarzt war weiterhin ein stumpfes Bauchtrauma diagnostiziert worden. Bei V. a. Vorliegen einer Beckenverletzung war das Kind mit einer Beckenschlinge versorgt worden. Das Kind wird direkt in den Schockraum gebracht.

*Diagnose:* Polytrauma: Schädel-Hirn-Trauma, Thoraxtrauma, stumpfes Bauchtrauma, Beckentrauma

*Zu begleitende Angehörige im Wartebereich:* Die Eltern des Kindes, welche beide zuhause waren, wurden durch die Polizei gebeten, sich in der Notaufnahme der Klinik zu melden.

*Wichtige Aspekte der Begleitung:* Beim Eintreffen der Eltern in der ZNA sind diese unmittelbar in einen separaten Wartebereich zu führen. Informieren Sie die Eltern ehrlich und mit einfachen Worten über die Situation und lassen Sie Zeit für Nachfragen. Fragen Sie auch nach, ob das Gesagte verstanden wurde. Sobald es der Gesundheitszustand des verletzten Kindes erlaubt, stellen Sie zeitnah Kontakt zum Kind her. Sie sind unter Umständen mit großer Wut der Eltern auf den Unfalllenker konfrontiert. Erklären Sie, dass die Umstände des Unglücks durch die Polizei geklärt werden müssen und in dieser Phase zweitrangig sind.

Beschreiben Sie den Anblick des Kindes vor der Kontaktaufnahme und bereiten Sie dies gut vor. In diesem Falle ist es ratsam, den Eltern die Patientensituation aus einer gewissen sicheren Distanz zu zeigen und sie dann Schritt für Schritt zum Kind zu begleiten. Empfehlen Sie, körperlichen Kontakt zum Kind aufzunehmen – sofern dies möglich ist –, und erklären Sie, wenn nötig, technisches Equipment. Halten Sie gemeinsam mit den Eltern die Situation aus und bleiben Sie unbedingt bei ihnen. Sollten Sie über keine Personalressourcen verfügen, empfiehlt sich hier das Hinzuziehen eines externen/internen Kriseninterventionsteams/der Notfallseelsorge.

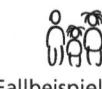
Fallbeispiel

### Fallbeispiel 15

*Geschehen, das zur Aufnahme in der Notaufnahme führte:* Ein 40 Jahre alter Mann stellt sich selbstständig in der Notaufnahme vor, nachdem er sich bei der Zubereitung einer Mahlzeit mit einem Messer eine oberflächliche Schnittwunde im Bereich des linken Zeigefingers zugezogen hatte.

*Umstände der Vorstellung in der Notaufnahme:* Der Patient hatte sich zuhause einen Pflasterverband angelegt. Ihm war es möglich, mit dem eigenen PKW in die Klinik zu fahren.

*Diagnose:* Oberflächliche Schnittwunde im Bereich des Zeigefingerendgliedes links

*Bisher sind noch keine Angehörigen zu begleiten:* Der Patient wird gebeten, zunächst noch im Wartebereich Platz zu nehmen. Während er im Wartebereich sitzt, werden einige schwer erkrankte Patienten in der Notaufnahme diagnostiziert und therapiert. Nach einer Wartezeit von 95 Minuten wird der Patient sehr ungeduldig und verlangt von einer vorbeigehenden Pflegekraft nun sofort behandelt zu werden.

*Wichtige Aspekte der Begleitung:* Bleiben Sie ruhig, empathisch, aber bestimmt in Ihrem Auftreten. Zeigen Sie – auch wenn es Ihnen schwerfällt – Verständnis für die lange Wartezeit und weisen Sie auf Notfälle und aktuelle Mehrarbeit hin. Ratsam ist in diesem Fall eine Triage bereits beim Erstkontakt mit dem Patienten. Dieses Gespräch und Information, in Kombination mit einem Begleitschreiben über die Notwenigkeit der Behandlungspriorisierung, entschärfen die Situation von Beginn an.

**Fallbeispiel 16**

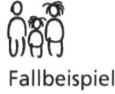
Fallbeispiel

*Geschehen, das zur Aufnahme in der Notaufnahme führte:* Ein schwer körperlich und geistig beeinträchtigter 27 Jahre alter Mann wird vom Rettungsdienst in die Notaufnahme gebracht, nachdem er zuhause einen Krampfanfall erlitten hatte. Die Eltern des Patienten berichten, dass eine Epilepsie bekannt sei.

*Umstände der Vorstellung in der Notaufnahme:* Der schwer körperlich behinderte Patient wird in postiktalem Zustand in der Notaufnahme vorgestellt. Das Rettungsdienstteam hatte mit den Eltern vereinbart, dass diese mit dem eigenen PKW in die Notaufnahme kommen sollten.

*Diagnose:* Krampfanfall bei bekannter Epilepsie

*Zu begleitende Angehörige im Wartebereich:* Kurz nach dem Rettungsdienst treffen auch die sehr besorgten Eltern in der Notaufnahme ein. Sie werden gebeten, im Wartebereich Platz zu nehmen. Die Eltern wollen eigentlich bei ihrem Sohn im Behandlungszimmer bleiben, dies halten sie für sehr wichtig, weil ihr Sohn immer ganz unruhig werde, wenn er alleine in einer fremden Umgebung sei. Das Pflegepersonal erklärt den Eltern, dass laut einer ärztlichen Anordnung nicht gewünscht sei, dass Angehörige während der Untersuchung der Patienten im Untersuchungszimmer anwesend sind.

*Besondere Aspekte der Begleitung:* In diesem Fall muss nach Absprache mit dem behandelnden Arzt unbedingt eine Ausnahme gemacht werden! Der Patient ist aufgrund seiner Beeinträchtigungen in seinem Verhalten kognitiv wie ein Kind zu sehen. Vor allem können die Eltern in diesem Fall wertvolle Informationen liefern. So schaffen Sie von Beginn an Vertrauen. Dies kann sich positiv auf den gesamten Behandlungsverlauf auswirken. Sehen Sie die Eltern als Experten in dieser Situation an.

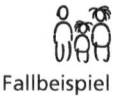
Fallbeispiel

### Fallbeispiel 17

*Geschehen, das zur Aufnahme in der Notaufnahme führte:* Ein Säugling wird durch den Notarzt unter Reanimationsbedingungen in der Notaufnahme vorgestellt. Der Notarzt gibt an, dass die Eltern den Säugling morgens leblos im Bett liegend aufgefunden hatten.

*Umstände der Vorstellung in der Notaufnahme:* Der Säugling war vom Notarzt leblos im Bett liegend vorgefunden worden, die Reanimation war vom Rettungsdienstteam sofort eingeleitet worden. Das Rettungsdienstteam hatte gemeinsam entschieden, den Säugling unter Reanimationsbedingungen in die Notaufnahme der nahegelegenen Kinderklinik zu bringen. Die Eltern hatten dem Notarzt kurz vor der Abfahrt in die Klinik erklärt, dass in der Familie schon einmal ein Kind aufgrund eines plötzlichen Kindstodes verstorben sei.

*Diagnose:* Herz-Kreislaufstillstand

*Zu begleitende Angehörige im Wartebereich:* Die Eltern des Säuglings hatten mit dem Notarzt vereinbart, dass die Mutter im RTW mit in die Klinik fahren wird, der Vater wollte mit dem Geschwisterkind im eigenen PKW auch in die Klinik kommen. Kurz nach dem RTW kam auch der Vater in der Klinik an. Die Eltern und das Geschwisterkind sollten auf Wunsch des Personals der Notaufnahme während der Übergabe des Patienten im Schockraum im Wartebereich warten.

*Wichtige Aspekte in der Betreuung:* Beim Eintreffen des Vaters und des Geschwisterkindes in der ZNA sind diese unmittelbar in einen separaten Wartebereich zu führen. Informieren Sie die Eltern ehrlich und mit einfachen Worten über die Situation und lassen Sie Zeit für Nachfragen. Fragen Sie auch nach, ob das Gesagte verstanden wurde. Hier gilt relativ schnell daran zu denken, eine AACPR (Angehörigenanwesenheit bei CPR) zu ermöglichen.

Beschreiben Sie den Anblick des Kindes vor der Kontaktaufnahme und bereiten Sie dies gut vor. In diesem Falle ist es ratsam, den Eltern die Patientensituation aus einer gewissen sicheren Distanz zu zeigen und sie dann Schritt für Schritt zum Kind zu begleiten. Empfehlen Sie, körperlichen Kontakt zum Kind aufzunehmen – sofern dies möglich ist –, und erklären Sie, wenn nötig, technisches Equipment. Halten Sie gemeinsam mit den Eltern die Situation aus und bleiben Sie unbedingt bei ihnen.

Familien in dieser Situation befinden sich in einem absoluten Ausnahmezustand. Hier sollte auch unbedingt Augenmerk auf das Geschwisterkind gelegt werden. Geschwisterkinder werden in solchen Situationen gerne »übersehen«. Versuchen Sie soziale Kontakte der Familie (Freunde/Großeltern) zu aktivieren. Sollte dies nicht möglich sein, empfiehlt sich hier das rasche Hinzuziehen eines externen/internen Kriseninterventionsteams/der Notfallseelsorge.

Falls Sie mit der Situation überfordert sind, und Sie nicht wissen, was Sie sagen sollen, zeigen Sie Präsenz durch Ihre körperliche Anwesenheit und halten Sie Weinen, Stille und Schweigen aus. Antworten Sie auf Fragen rasch und ehrlich, wiederholen Sie sich. Aus Erfahrung ist leider oft auch mit dem Versterben des Kindes zu rechnen. Achten Sie darauf, dass die Eltern bei Abbruch der CPR beim Kind sind. Erklären Sie, warum Sie die Reanimationsmaßnahmen beenden, bevor Sie sie abbrechen.

### Fallbeispiel 18

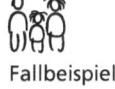
Fallbeispiel

*Geschehen, das zur Aufnahme in der Notaufnahme führte:* Eine ca. 65 Jahre alte Frau wird nach einem häuslichen Sturz durch ihren Sohn in der Notaufnahme vorgestellt, nachdem eine deutliche Fehlstellung im Bereich des rechten Handgelenkes nachweisbar ist.

*Umstände der Vorstellung in der Notaufnahme:* Der Sohn der Patientin hatte das rechte Handgelenk mit einer elastischen Binde versorgt und mit Eiswürfeln gekühlt. Er hatte den Ehemann der Patientin mit in die Klinik gebracht.

*Diagnose:* Distorsion Handgelenk rechts

*Zu begleitende Angehörige im Wartebereich:* Der Sohn sowie der Ehemann der Patientin werden gebeten, im Wartebereich der Notaufnahme Platz zu nehmen. Der Sohn erklärt, dass er schnell wieder nach Hause müsse, sein Vater, der allerdings blind sei, würde in der Notaufnahme warten. Der Sohn erklärt, dass man ihn nach abgeschlossener Diagnostik und Therapie anrufen könne, dann würde er seine Eltern wieder abholen und nach Hause bringen.

*Wichtige Aspekte der Begleitung:* Bevor der Sohn die ZNA wieder verlässt, ist es ratsam, das gemeinsame Gespräch zu suchen und über die Situation zu informieren. Sinnvoll ist eine rasche Zusammenführung des Ehepaars, um dem Ehemann das Warten in einer unbekannten Warteatmosphäre zu ersparen. Erklären Sie dem Ehemann in einfachen Worten die räumlichen Gegebenheiten und schaffen Sie Sicherheit mit Ihren Erläuterungen. Stellen Sie, wenn möglich, eine Patientenglocke zur Verfügung.

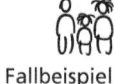

Fallbeispiel

**Fallbeispiel 19**

*Geschehen, das zur Aufnahme in der Notaufnahme führte:* Ein 18-jähriger Patient wird, nachdem er sich das linke Kniegelenk verdreht hatte, von seinen deutlich alkoholisierten Freunden in der Notaufnahme vorgestellt.

*Umstände der Vorstellung in der Notaufnahme:* Der Patient wird – gestützt durch zwei deutlich alkoholisierte Freunde – in die Notaufnahme gebracht. Er gibt an, sich auf einer Schulabschlussfeier das linke Kniegelenk verdreht zu haben. Er könne das linke Bein nicht mehr belasten.

*Diagnose:* Knieverletzung links

*Zu begleitende Personen im Wartebereich:* Während der Patient in der Notaufnahme behandelt wird, werden die alkoholisierten Freunde des Patienten gebeten, im Wartebereich Platz zu nehmen. Im Wartebereich sind die Freunde sehr laut und lachen viel, andere wartende Patienten und Angehörige fühlen sich durch dieses Verhalten gestört.

*Wichtige Aspekte der Begleitung:* Auch hier gilt: Seien Sie freundlich, aber bestimmt! Deeskalieren Sie professionell und ruhig. Bitten Sie die Freunde, eine Telefonnummer zu hinterlassen, und verweisen Sie sie der Notaufnahme. Ist dies nicht möglich, ziehen Sie den Sicherheitsdienst/die Polizei hinzu. Bevor sich die Freunde aus der ZNA entfernen, ist es empfehlenswert, falls es die Situation und der Alkoholzustand zulassen, ein kurzes Gespräch aller zu ermöglichen.

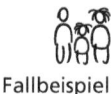

Fallbeispiel

**Fallbeispiel 20**

*Geschehen, das zur Aufnahme in der Notaufnahme führte:* Eine Mitarbeiterin des ambulanten Pflegedienstes, welche morgens zur Körperpflege zu dem Patienten nach Hause gekommen war, hatte den alleine lebenden Mann, der keine Familienangehörigen mehr hatte, vor dem Bett liegend aufgefunden. Das rechte Bein war verkürzt und außenrotiert, sodass sich der Verdacht auf Vorliegen einer proximalen Femurfraktur ergab.

*Umstände der Vorstellung in der Notaufnahme:* Die Mitarbeiterin des ambulanten Pflegedienstes bestellte den Rettungsdienst. Der Rettungsdienst brachte den Patienten in die Notaufnahme der nahegelegenen Klinik.

*Diagnose:* Proximale Femurfraktur

*Zu begleitende Personen im Wartebereich:* Während der Patient in der Notaufnahme behandelt wird, kommt die Mitarbeiterin des ambulanten Pflegedienstes in die Notaufnahme. Sie wollte dem Patienten noch persönlich notwendige Dinge bringen. Die Mitarbeiterin des Pflegedienstes wird gebeten, im Wartebereich der Notaufnahme Platz zu nehmen.

*Wichtige Aspekt der Begleitung:* Führen Sie mit Hilfe der Mitarbeiterin des Pflegedienstes eine Anamnese durch. Da der Patient keine Angehörigen hat, ermöglichen Sie den Kontakt zwischen der Mitarbeiterin und dem Patienten. Wenn möglich, priorisieren Sie das Gespräch mit der Pflegedienstmitarbeiterin, da diese vermutlich wieder in den Dienstbetrieb muss.

## Fallbeispiel 21

*Geschehen, das zur Aufnahme in der Notaufnahme führte:* Eine an Demenz erkrankte Frau, die bisher noch mit Hilfe eines ambulanten Pflegedienstes zuhause leben konnte, war vor ihrer Wohnungstür gestürzt und hatte sich dabei eine Verletzung des linken Handgelenkes zugezogen. Durch Nachbarn war der Rettungsdienst alarmiert worden.

*Umstände der Vorstellung in der Notaufnahme:* Durch die Rettungsdienstmitarbeiter war das linke Handgelenk geschient worden. Die Patientin wurde zur Durchführung einer Röntgenuntersuchung und zur Einleitung der notwendigen Therapie in der Notaufnahme der Klinik vorgestellt worden.

*Diagnose:* Distale Radiusfraktur links

*Zu begleitende Personen im Wartebereich:* Während die Patientin in der Notaufnahme behandelt wird, meldet sich ihr Betreuer in der Notaufnahme. Er wird gebeten, zunächst im Wartezimmer Platz zu nehmen.

*Wichtige Aspekte in der Begleitung:* Klären Sie vorab mit dem Betreuer die Themen Zuständigkeit, Datenschutz und das mögliche Vorhandensein von Angehörigen. Bitten Sie den Betreuer um nähere Informationen zur Patientin und führen Sie das Gespräch im Behandlungs- und nicht im Wartezimmer. Finden Sie ebenso heraus, welche Erfahrungswerte der Betreuer Ihnen im Umgang mit der dementiellen Erkrankung der Patientin geben kann.

## Fallbeispiel 22

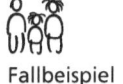
Fallbeispiel

*Geschehen, das zur Aufnahme in der Notaufnahme führte:* Eine ca. 60-jährige Frau stellt sich selbstständig in der Notaufnahme vor, nachdem sie zuhause unter an Stärke zunehmender Übelkeit und Erbrechen gelitten hatte.

*Umstände der Vorstellung in der Notaufnahme:* Die Patientin gab an, während der letzten Woche unter Übelkeit und Erbrechen gelitten zu haben. Sie berichtete, dass die Situation zuhause nun nicht mehr erträglich sei. Die Patientin kommt selbstständig in die Notaufnahme, und zwar zusammen mit ihrem schwer körperlich und geistig behinderten 35-jährigen Sohn, den sie bisher zuhause versorgt hatte. Die Patientin gibt an, dass ihr

Ehemann vor einem Jahr gestorben sei und sie sich seither alleine um ihren Sohn kümmern würde.

*Diagnose:* Gastroenteritis

*Zu begleitende Angehörige im Wartebereich:* Der schwer körperlich und geistig behinderte Sohn der Patientin wird vom Pflegepersonal in den Wartebereich gesetzt.

*Wichtige Aspekte in der Begleitung:* Hier benötigt es sofort das Hinzuziehen eines sozialen Dienstes, der sich um die weitere Betreuung des Sohnes kümmern kann. Im Gespräch mit der Patientin treten Sie als fachkompetente Person auf, die verständnisvoll und empathisch berät. Mit der Methode des aktiven Zuhörens überbrücken Sie die Zeit sinnvoll und erfahren Wertvolles für die weitere Begleitung.

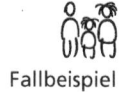
Fallbeispiel

**Fallbeispiel 23**

*Geschehen, das zur Aufnahme in der Notaufnahme führte:* Ein 82-jähriger Mann stellt sich selbstständig in der Notaufnahme vor, nachdem er seit zwei Tagen unter an Stärke zunehmenden Schmerzen im Bereich der unteren LWS litt. An einen Sturz oder Ähnliches konnte sich der Patient nicht erinnern.

*Umstände der Vorstellung in der Notaufnahme:* Der Patient kommt mit dem eigenen PKW in die Notaufnahme des nahegelegenen Krankenhauses. Er kommt zusammen mit seiner multimorbiden Ehefrau, welche u. a. unter einer ausgeprägten Herzinsuffizienz leidet.

*Diagnose:* Degeneratives LWS-Syndrom

*Zu begleitende Angehörige im Wartebereich:* Die Ehefrau wird gebeten, während der Behandlung ihres Mannes im Wartebereich Platz zu nehmen. Die Ehefrau gibt an, dass sie sich ohne ihren Mann sehr unsicher fühle.

*Wichtige Aspekte der Begleitung:* Stellen Sie ein soziales Auffangnetz sicher. Fragen Sie aktiv nach, ob es weitere Angehörige/Freunde gibt und verständigen Sie diese. Bieten Sie der Ehefrau – nach Rücksprache mit Ihrem Team – an, im Behandlungszimmer Platz zu nehmen und somit Sicherheit zurückzugewinnen.

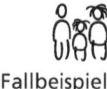
Fallbeispiel

**Fallbeispiel 24**

*Geschehen, das zur Aufnahme in der Notaufnahme führte:* Eine Mutter kommt mit ihrer drei Jahre alten Tochter in die Notaufnahme, nachdem die Tochter zuhause auf das Kniegelenk links gefallen war und sich dabei eine Platzwunde präpatellar links zugezogen hatte.

*Umstände der Vorstellung in der Notaufnahme:* Die Mutter hatte ihre Tochter zuhause mit einem Pflasterverband im Bereich des Kniegelenkes links versorgt. Da die vorhandene Platzwunde tief war und nach Meinung der Mutter chirurgisch versorgt werden muss, kamen Mutter und Tochter in die Notaufnahme.

*Diagnose:* Platzwunde Kniegelenk links präpatellar

*Zu begleitende Angehörige im Wartebereich:* Nachdem die Mutter der kleinen Patientin erklärt hatte, »kein Blut sehen zu können«, wird sie gebeten, während der Behandlung ihrer sehr tapferen Tochter im Wartezimmer Platz zu nehmen. Für die kleine Patientin ist das Vorgehen in Ordnung. Bevor die Mutter sich in den Wartebereich begibt, erzählt sie der zuständigen Pflegekraft, dass ihr Ehemann nach einem Verkehrsunfall vor vier Monaten im Schockraum genau dieser Klinik verstorben sei.

*Wichtige Aspekte der Begleitung:* Zeigen Sie Verständnis für diese außergewöhnliche Situation. Fragen Sie aktiv nach, ob Sie als Team etwas dazu beitragen können, die Situation zu erleichtern bzw. was die Mutter benötigen würde, um ihre Tochter begleiten zu können. Sollte es der Mutter dennoch nicht möglich sein, versuchen Sie im Team Ressourcen zu schaffen, damit das Kind von einer Pflegekraft begleitet werden kann.

Sagen Sie der Mutter, dass solche Situationen unter Umständen noch öfters auf sie zukommen werden. Fragen Sie, ob sie bereits professionelle psychologische Unterstützung in Anspruch nimmt. Normalisieren Sie unter Umständen wiederauftretende Reaktionen wie Angst, Entsetzen, wiederkehrende Bilder, Gerüche und Hilflosigkeit.

# Die Autorinnen, die Autoren

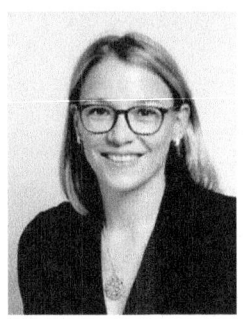

*Maria Brauchle,* Akademisch zertifizierte Expertin in der Intensivpflege am Landeskrankenhaus Feldkirch, langjährige Kriseninterventionsmitarbeiterin des Österreichischen Roten Kreuzes, Lehre in der Fachweiterbildung Intensiv- und Anästhesiepflege in Österreich und Deutschland, Schwerpunkte Innerklinische Krisenintervention und Kommunikation, maria.brauchle@lkhf.at

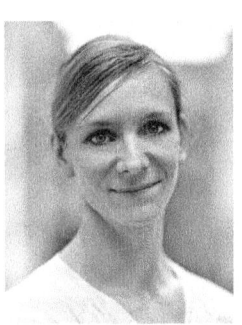

*Dr. rer. nat. Teresa Deffner,* Psychologin Operative Intensivstationen, Klinik für Anästhesiologie und Intensivmedizin, Universitätsklinikum Jena.

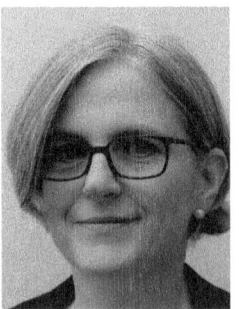

*Susanne Digel,* Pfarrerin, Klinikseelsorgerin, Supervisorin i. A. (DGfP), susanne.digel@posteo.de

## Die Autorinnen, die Autoren

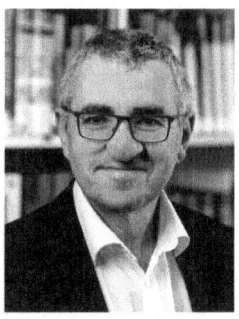

*Rolf Dubb*, B. Sc., M. A., Fachkrankenpfleger A+I, Intensive Care Practitioner und Fachbereichsleiter an der Akademie der Kreiskliniken Reutlingen GmbH.

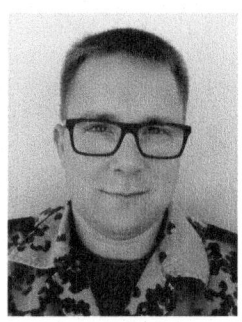

*Marcus F. Herm*, Fachgesundheits- und Krankenpfleger Anästhesie-, Intensiv- und Notfallpflege, stellvertretender Teileinheitsführer Zentrale Interdisziplinäre Notfallaufnahme (ZINA), Klinik für Anästhesiologie, Intensivmedizin, Notfallmedizin und Schmerztherapie, Bundeswehrkrankenhaus Ulm, marcus.f.herm@googlemail.com

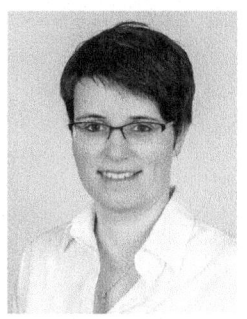

*Theresa Jakob*, Fachgesundheits- und Krankenpflegerin Notfallpflege (DKG), Zentrale Interdisziplinäre Notfallaufnahme (ZINA), Klinik für Anästhesiologie, Intensivmedizin, Notfallmedizin und Schmerztherapie, Bundeswehrkrankenhaus Ulm, theresa-jakob@web.de

© Thilo Endres

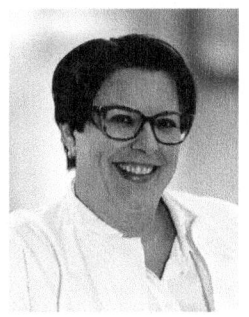

*Dr. med. Kerstin Kunz*, Chefärztin Zentrale Notaufnahme in der Oberschwabenklinik gGmbH Ravensburg, Akademisches Lehrkrankenhaus der Universität Ulm, kerstin.kunz@oberschwabenklinik.de

# Die Autorinnen, die Autoren

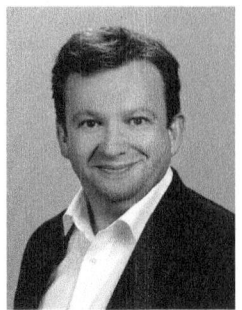

*Prof. Dr. med. Guido Michels*, Chefarzt der Klinik für Akut- und Notfallmedizin, St.-Antonius-Hospital gGmbH Eschweiler, Akademisches Lehrkrankenhaus der RWTH Aachen.

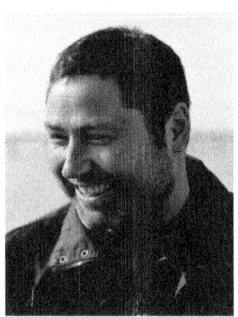

*Alexander Nikendei*, Dipl.-Pädagoge, Notfallsanitäter, Fachautor, Ausbilder für die Psychosoziale Notfallversorgung (PSNV) für Betroffene und Einsatzkräfte, Begleiter für Trauernde nach Suizid, kontakt@alexander-nikendei.de

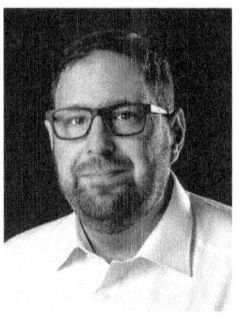

*Georg Johannes Roth*, B. A., MBA, Pflegepädagoge und Pflegeexperte für Intensivpflege. Langjährige Praxiserfahrung als Fachkrankenpfleger und Ausbilder in der Intensivpflege sowie in der präklinischen Krisenintervention (PSNV). Lehre und Forschung in den Themen Klinische Krisenintervention, Überbringen von Todesnachrichten sowie Stressbearbeitung nach belastenden Ereignissen. Beruflich tätig als Pflegepädagoge am Bildungszentrum Gesundheit und Soziales (BGS) in Chur/Schweiz. Diverse Lehraufträge an Hochschulen und Weiterbildungseinrichtungen (u. a. Ostschweizer Fachhochschule St. Gallen, RWU Hochschule Ravensburg-Weingarten).

# Die Autorinnen, die Autoren

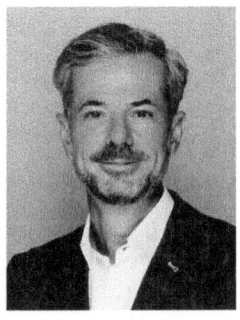

***Jochen Schlenker***, Pfarrer, Altenpflegehelfer, Supervisor, Berater, Körperpsychotherapeut, Erwachsenenbildner für Seelsorge, Kommunikation und Gruppendynamik, info@jochen-schlenker.de

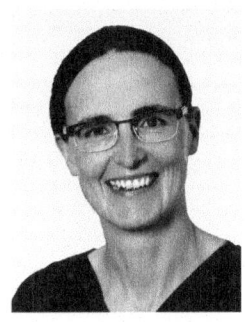

***Dr. med. Katharina Schmid***, Ärztliche Leitung DRK Landesschule Bildungseinrichtung Pfalzgrafenweiler.

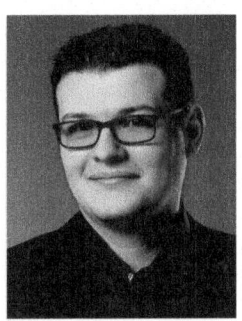

***Martin Schniertshauer***, B. Sc. Angewandte Psychologie, Fachkrankenpfleger für Intensivpflege und Anästhesie, Notfallsanitäter, Lehrkraft in der Fachweiterbildung Notfallpflege an der Gesundheitsakademie Bodensee-Oberschwaben GmbH in Weingarten, mail@martin-schniertshauer.de

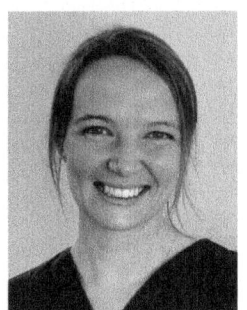

***Marina Ufelmann***, B. A. cand. M. Sc. APN, APN internistische Intensivpflege, Zentrale Praxisanleiterin für die Intensivpflege, Leitung Arbeitsgruppe »angehörigenfreundliche Intensivstation« am Klinikum rechts der Isar München.

# Stichwortverzeichnis

## §

§ 630d BGB  27
§ 630e BGB  27
§§ 280 ff., 249 ff. BGB  27

## A

Aggression  39, 45, 59, 108–109
aktives Zuhören  24–26, 46, 73, 131, 140
Akutsituation  14, 49, 86–87
Akzeptanz  24–25, 114, 120
Allgemeinzustand  40, 132
Amoklagen  33
analoge Modalität  22–23
Anamnese  38, 45, 81, 139
Anesthesia Crisis Resource Management  14
Angehörigenanwesenheit bei kardiopulmonaler Reanimation (AACPR)  80–83, 124, 128, 136
Angst  28, 32–33, 36, 38–40, 43–45, 49, 54, 59–60, 79, 81, 85–87, 94–97, 106–107, 118, 141
Anspruchsdenken  40
Appellebene  18–19, 47
Arztkontakt  16
Aufgebrachtsein  59
Ausbildung  11, 48, 61, 69, 71, 76, 102, 118, 129, 131
Auslöser  22, 32, 34, 120
Ausnahmesituation  12, 25, 28, 46, 48–49, 54, 60, 66, 113, 120
Auszubildende  13
Authentizität  24, 40, 75, 91
Axiom  19–23

## B

Bearbeitungsphase  32
Bedrohungen  28, 33, 36, 71, 88, 96, 120
Bedürfnisse  18, 37, 39, 52, 55, 70–71, 75, 98–99, 107
Begrüßung  71, 78
Bekannte  16, 37–38
Belastungsreaktion  33, 114
– akute  34–36, 84, 88, 96, 113–114, 118–119, 129
Berufswechsel  32
Beruhigung  72, 129–130
Betroffene  30–33, 35–37, 40, 49–50, 53–56, 59, 62, 65–66, 68–77, 79, 84–85, 87–88, 90–91, 118–119, 144
Bewältigungsstrategien  30, 71, 75, 79, 88, 95
Bewertungsportale  38
Beziehung  13, 18–23, 25, 38, 47, 52, 54, 71, 73
Beziehungsaspekt  19–23
Beziehungsebene  18–19, 47
Beziehungskonflikte  22
Blickkontakt  26, 57
Botschaft  16–19, 21–26
Brand  62
Breaking Point  42
Bundesamt für Bevölkerungsschutz und Katastrophenhilfe (BBK)  62, 65
Burn-out-Syndrom  89, 91

## C

Carl Rogers  24, 73
Cold Debrief  115–116
Coping  68, 121
– -strategien  70–71, 75, 77, 79, 118, 120
CPR  81–83, 124, 136–137
Crew Resource Management (CRM)  11, 14–15
CRM-Leitsätze  14
Cullberg  32

## D

Datenschutz-Grundverordnung 16, 27, 38, 40, 44
Debriefing 13, 115
Deeskalation 45, 86
Deeskalationsstrategien 24, 91
Dekodierungsfehler 17
Diagnostic and Statistical Manual of Mental Disorders, Fifth Edition (DSM-5) 35
Die vier Seiten einer Nachricht 17
Drohungen 60

## E

Ehepartner 37
Ehrenamtliche 48, 61–63
Eltern 13, 37, 62, 82, 94–97, 100, 110, 126–127, 134–137
Emotionen 28, 35–36, 85, 95, 102, 109–110, 121
Empathie 24–25, 28, 40
Empfänger 16–18, 20, 23–24, 26
Entwicklungsstillstand 32
Erinnerungen 35–36
Erlebensmuster 30
Erstkontakt 38, 40, 71, 74–75, 78, 135
Erwartungen 16, 37, 39, 46, 90, 102
Evidenzbasierung 65

## F

Familienangehörige 37, 110, 127, 138
Feedback 46, 79, 116
Flashbacks 35, 118
Floskel 26, 100
Freunde 23, 32, 37, 48–50, 62, 100, 110, 126–127, 137–138, 140

## G

Gefühle 18, 25, 32–33, 35–36, 39–40, 42, 54, 56, 60, 71, 73, 79, 81, 84–85, 87–88, 90–91, 94, 97, 99, 115–116, 118, 120, 132
Gesprächsführung 24–25, 48, 54–55, 61, 71, 75
Gesprächsmuster 25
Gesprächsprotokolle 61
Gestik 17, 26, 54, 72
Gewalt 32–34, 87

Großeltern 37, 123, 137
Großschadensereignisse 32–33, 66
Großschadenslagen 65
Grundgesetz 38

## H

Hilflosigkeit 28, 32–34, 39, 49, 54, 59, 85, 87, 90, 104, 108, 141
Hot Debrief 110, 115, 117
Hypervigilanz 35–36

## I

ICD-11 (International Classification of Diseases 36
informieren 5–6, 13, 19, 27, 74, 76, 124, 129, 134, 136–137
Inhaltsaspekt 19–22
Interpunktionskonflikte 22
Intervention 31, 68, 91, 118

## K

Klinikseelsorge 57–58, 61, 63, 70, 79, 119
Kodierung 17
Kodierungsfehler 17
Kohärenzgefühl 74
Kommunikation 6, 11–17, 19–22, 24–28, 34, 37, 39–43, 45–46, 48, 51, 53–54, 60–61, 71–73, 79, 82, 91, 97, 113, 115
– Angehörigen- 12, 14–15, 25, 87, 91
– Closed-Loop- 15
– Meta- 12, 20
– Normal- 14
– Team- 11–13, 111
Kommunikationsabläufe 21, 23
Kommunikationsebenen 43
Kommunikationskanäle 54
Kommunikationskompetenz 11–12, 40
Kommunikationsmodell 17, 76–77, 79
Kommunikationspartner 12, 15, 20–21, 23, 26
Kommunikationssituation 13, 25, 76
Kommunikationsstörungen 12, 15
Kommunikationstreppe 14–15
Kompetenz 30, 39, 43, 46, 67, 69, 76, 91, 120, 131
Konflikte 19, 21, 27, 46, 54, 127
kongruent 23, 43

Kongruenz 24–26
Konsensus-Prozess 65, 67, 70
Konstruktivismus 17, 19
Konzentrationsschwierigkeiten 35
Krankenhausgesetze 27
Krise 30, 32–34, 49–51, 53, 55, 57, 59, 79, 100
- intrapsychische 50
- psychosoziale 32
- traumatische 32
- Veränderungs- 32
Krisenintervention 32, 51, 66, 68–71, 75–76, 83, 110
- klinische 65–68, 76, 80
Kriseninterventionsdienste 62–63, 68, 83
Krisensituationen 30, 32, 49, 55, 66, 68, 71–73, 96–97

## L

Lautstärke 26
Lebensgefahrsituationen 72, 76–79
Loyalität 16

## M

medizinische Fachkraft 55, 57, 59, 111
Metaphern 22
Mimik 17, 26, 54, 72
Missbrauch 32, 36, 45
Mitgefühlserschöpfung 89, 91
multikulturell 61

## N

Nachbarn 37, 110, 139
Nachricht 16–22, 24, 48, 57–58, 72, 76–78, 91, 108–110
Naturkatastrophen 32–33, 96
Neuorientierungsphase 32
nonverbal 17–20, 22–23, 25–26, 42–43, 50, 54, 72, 79, 130
Nörgeln 22
Notarzt 38, 90, 123–124, 127, 129, 134, 136
Notaufnahme-Begleitteam 48, 60–61, 63
Notfall 28, 30–32, 38–39, 41, 44, 62–63, 74, 84, 86, 111, 126, 135
Notfallpatienten 27, 38, 44, 94
Notfallprozesssteuerung 39

Notfallsanitäter 11, 144–145
Notfallseelsorge 63, 66, 70, 100, 119, 134, 137

## P

Palliativversorgung 103, 105
paraverbal 17–20, 22–23, 26, 43, 54, 72
Patienten- und Angehörigenzufriedenheit 16, 41
Patientensicherheit 11, 14, 39, 41
Pensionierung 32
peritraumatisch 65, 68, 71
Personalentwicklung 24
Persönlichkeitsrecht 38
Polytrauma 40–41, 134
posttraumatische Belastungsstörung 32–34, 36, 50, 81, 88–89, 97, 114, 118
Präklinik 66–70, 92, 111
präklinische Notfallversorgung 65
Praktikanten 13
Provokationen 59
PSNV-3-Satz 55, 59, 75
PSNV-B 62–63, 66, 70
PSNV-E 62, 66
Psychohygiene 28
Psychologie des Wartens 43
psychosoziale Begleitung 57, 68–69
Psychosoziale Notfallversorgung (PSNV) 35, 62–63, 65, 68, 75, 97, 119, 144
PTBS 33, 36, 97, 114, 118–119
Pubertät 32, 99

## Q

Qualifizierung 30
Qualität 37–38, 44
Qualitätsstandards 65

## R

Rahmenbedingungen 37, 43, 48, 69, 71, 82–83, 91, 106, 113
Reaktionsphase 32
Reaktionsvielfalt 59
Realitätssinn 35
Reanimation 34, 40, 42, 57, 68, 71, 74, 80–83, 102, 111, 115, 124, 136
Regulationsmechanismen 45
Reizbarkeit 35, 118, 120

Resilienz  28, 70, 118, 120–121
Ressourcen  32, 43, 49–50, 67, 70, 75, 79, 85, 102, 131, 141

## S

Sachaspekt  20
Sachebene  18–19, 47
SAfE  76–77, 79
Schadensersatzhaftung  27
Scham  36, 119
Schlafstörungen  35, 100
Schmerz  28, 38, 58–59, 97, 105–106, 125–127, 140
Schmerzreduzierung  16
Schnittstelle  38, 69–70
Schockphase  32
Schockraum  12–13, 34, 36, 40, 75–76, 113–114, 134, 136, 141
Schockreaktionen  58
Schreckhaftigkeit  35, 118
Schreien  58–59, 76, 108, 110
Schuldgefühle  36, 54, 98, 123, 130
Schulz von Thun  17–18, 24, 90
Schwangerschaft  32, 126
Schweigen  56, 74, 79, 108, 137
Schweigepflicht  16, 27, 37, 40, 44
sekundäre Traumatisierung  89
Selbsteinweiser  38
Selbstkontrolle  75
Selbstkundgabe  18–19
Selbstoffenbarungsebene  18, 47
Selbstverteidigungen  22
Selbstwirksamkeit  46, 121
Selbstwirksamkeitserleben  50, 53
Semantik  22
Sender  17–18, 20
Sender-Empfänger-Modell  17
Sicheres Auftreten nach frustranen Ereignissen  76
Smartphone  52–53, 74
Sorge  5, 28, 34, 38–39, 44, 46, 51, 55, 79, 86, 96, 133
Sozialgesetzbücher  38
Sprechgeschwindigkeit  26
Sterben in der ZNA  102–103, 107
Störungen  15, 17, 19
Strafgesetzbuch  38
Straftaten  33
Streitgespräch  21–22
Stress  5, 12–13, 34, 40, 45–46, 52, 55, 76–77, 81, 89, 94, 105, 120
– -level  28
– -zustand  50

Strukturen  37, 65, 67, 69, 74, 76–77, 91, 105, 114
Studenten  11, 13
Suizid  62, 68, 103, 144
– -versuch  62, 68
Symptome  31, 35–36, 49, 71, 81, 84, 88–89, 97, 104, 107–108, 114, 118
Syntax  22
systembedingtes Warten  41

## T

Team  6, 12–14, 28, 34, 43, 46, 52, 57, 61–62, 77–79, 82–83, 96, 111, 114, 119, 140–141
– -leiter  13
Teamleistung  82, 114
Terrorismus  33
Tod  32–33, 39, 41, 57–58, 68, 76, 82, 88, 96, 98–100, 102–105, 107, 109–110
Todesfälle  57, 63
Todesnachricht  12, 57, 59, 68, 71–72, 76–79, 107–109
Tonfall  12–13, 17, 20, 26, 46
Tonhöhe  17, 26
Transparenz  45, 47
Trauer  59, 81–82, 90, 94, 97–98, 111
Trauma  30–32, 36, 49, 66, 77, 96–97, 107, 125, 134
Traumafolgestörungen  32, 34, 65, 81
Traumaforschung  66, 78, 96
Traumatisierung  30–33
Träume  35
Triagierung  43, 86

## U

Überbringerteam  76–79
Überbringung  57, 68, 72, 77–79, 91, 108, 110
Übergabe  24, 44, 70, 136
Übertragungsfehler  17
Unfall  32, 57, 62, 77, 96, 113, 130
Unsicherheit  37–40, 45, 52, 54, 95, 109
Unversehrtheit  33, 59

## V

Variabilität  28

verbal 17, 20, 22–23, 25–26, 42–43, 45–46, 50, 54, 57, 59, 72, 78–79, 109, 130
Verbalisierung 25
Verkehrsunfall 31, 62, 76, 78, 103, 141
Verletzung 5, 27, 33–34, 37, 68, 88, 90, 100, 126, 129, 139
Versicherungsschutz 69
Verständnis 16, 20, 25, 46, 48, 62, 85, 87, 111, 132, 135, 141
Verstorbene 58, 74, 98, 100, 102, 110
Verzweiflung 48, 51, 59, 72, 90, 96, 109
Vier-Ohren-Modell 24, 46
Vorbereitungsphase 77
Vorwürfe 21–22, 109, 130
Vorwurfshaltung 39

# W

Wartebereich 43–44, 51–52, 56–57, 61, 86, 111–112, 123–141
Warteerlebnisse 40
Wartekultur 42
Wartemanagement 40, 42, 44
Warteprocedere 43
Wartesituationen 37, 40, 43–45
Wartezeit 5, 16, 28, 37, 41–43, 51–53, 58, 61, 86, 95, 103, 128, 135
Watzlawick 17, 19–20, 23–24
Wertschätzung 18, 24–25, 54
Willkommensgefühl 43
Wut 39, 45, 52, 59, 85, 87, 108–109, 134
Wutausbrüche 35

# Z

Zentrale Notaufnahme 38–39, 61, 94
ZNA 61–62, 94–97, 102–106, 109, 111, 114–115, 119–120, 124, 127, 129, 131–132, 134, 136–138
Zuhörer 25–26
Zwiegespräch 51–52